復刻 **食塩と健康**

Salt & Health

佐々木 直亮　著

JN222362

第一出版

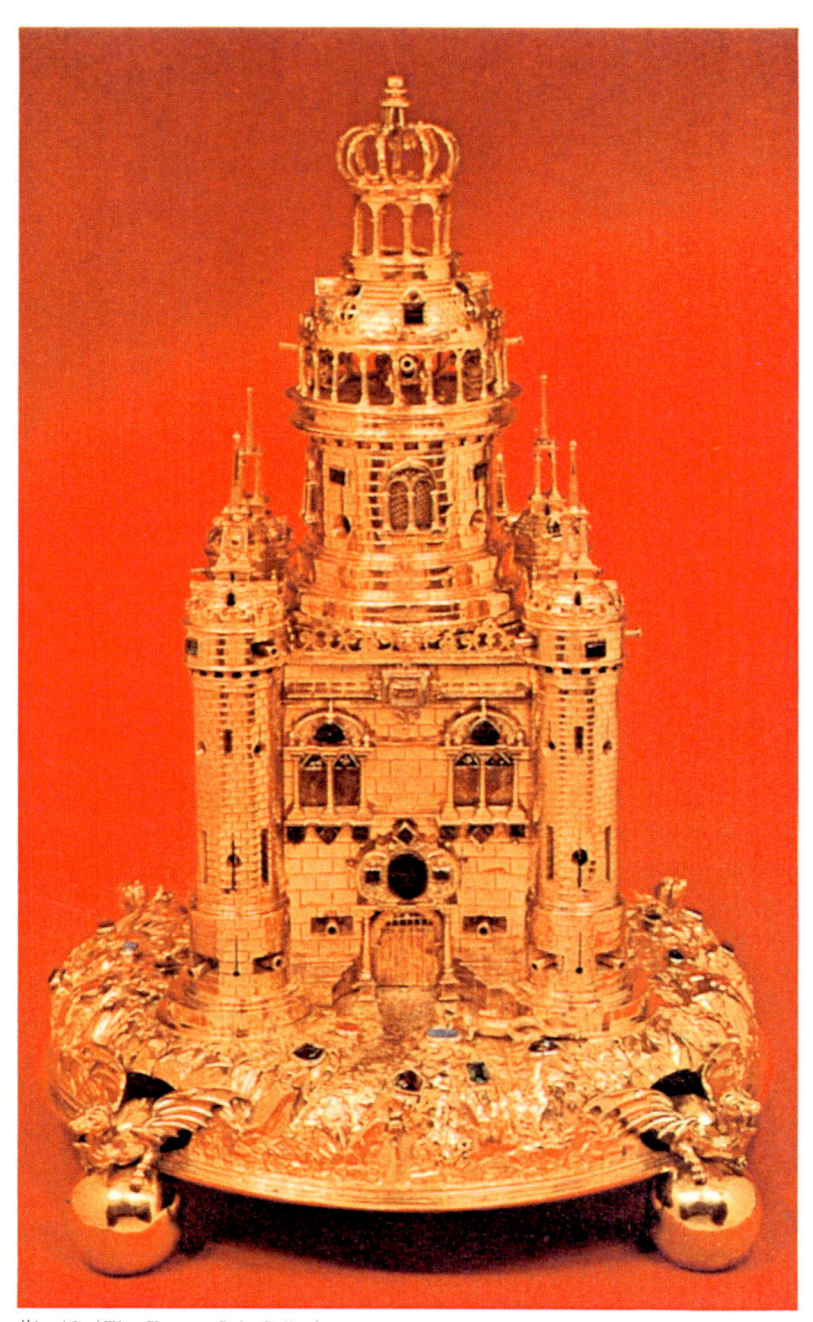

塩つぼ（The Exeter Salt Cellar）

はしがき

　昭和 55 年に「食塩と栄養」(第一出版)を出したが，その本の中で「第Ⅰ編 食塩摂取と健康」を執筆した。これは食塩と健康との関わりを，歴史・生理・臨床・疫学の面から，特に高血圧との関連を中心に解説したものであった。

　また，共著者の菊地亮也氏の東北地方を中心にした調査・実践をもとに，低塩指導など栄養活動の実際を述べたもので，「慢性食塩中毒」ともいえる日本人の食生活に警鐘を鳴らし，その後の日本における食生活改善にいささかの貢献をしたのではないかと考えている。

　ちょうど厚生省が「日本人の栄養所要量」で，食塩の上限値として 10 g，適正摂取量は 10 g 以下を目標とすべきであると示したときでもあった。

　それから 10 年，日本だけでなく国際的にみても食生活の中の食塩摂取については，いわゆる成人病予防として循環器疾患の予防のみならず，胃癌の予防にまで，低塩化が広く指導されるようになった。

　人間は数千年来，食塩を食生活に取り入れてきたが，同時にまた，この地球上には食塩のない文化("no salt" culture)に生きてきた人々がいることも最近明らかにされた。

　本書では，歴史的にみて人間と食塩との関わりはどうであったのか，特に健康との関わりについて，どのような研究が行われ，考察され，そして現在はどのように考えられているのかを，最近の研究を含めて解説をしようと試みた。

高血圧の疫学的研究の中で明らかにされたりんご摂取と健康との関わりを「りんごと健康」(第一出版)にまとめたが，その本の姉妹編としてここに「食塩と健康」を書いた。

　1991 年 12 月

佐々木直亮

目　　次

1 塩に関する世界最古の文献

現存する中国医学書中，最古といわれる「黄帝内経」(こうていだいけい)の中に塩に関する記述があるが，これが食塩と健康についての世界最古の文献と考えられる。

ある篇では，

「水の代表である海や鹹湖(かんこ)からは塩がとれて，鹹味(からみ)をもっています。

しおからい鹹味の食物は，人体内では腎臓を営養します」[1)]

とあり，またある篇では，

「五入といって，五味の物が親和性をもって入る臓はきまっているものである。

酸の物は肝，苦の物は心，甘の物は脾，辛の物は肺，鹹の物は腎に入るものである」[2)]

とある。更に，

「黄帝が少兪に問うて言われる。

飲食物は口から消化器官に入ってそこで消化吸収され，酸・苦・甘・辛・鹹の五味はそれぞれの好む臓腑に入るのであるが，この五味を偏食すること

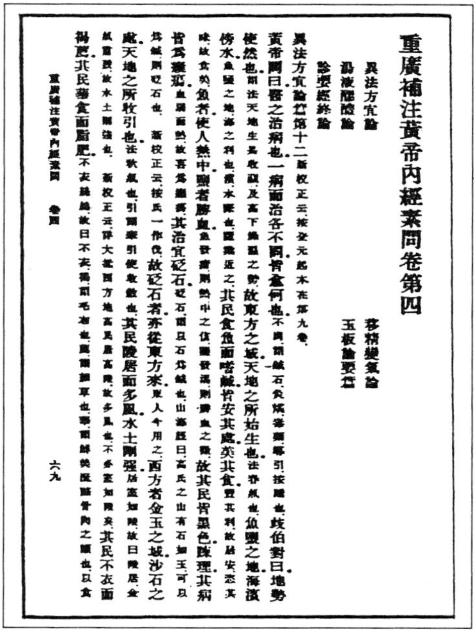
重廣補注黄帝内經素問卷第四

異法方宜論　移精變氣論

湯液醪醴論　玉板論要篇

診要經終論

異法方宜論篇第十二

黄帝問曰醫之治病也一病而治各不同皆愈何也。岐伯對曰地勢使然也。故東方之域天地之所始生也。魚鹽之地海濱傍水。其民食魚而嗜鹹。皆安其處美其食。魚者使人熱中。鹽者勝血。故其民皆黒色踈理。其病皆爲癰瘍。其治宜砭石。故砭石者亦從東方來。西方者金玉之域沙石之處。天地之所收引也。其民陵居而多風。水土剛強。其民不衣而褐薦。其民華食而脂肥。

重廣補注黄帝内經素問　卷四　六九

図1　中国最古の医学書「黄帝内経」

によって病を発することがある。

鹹味のものは血に親和性をもっていて，これを多食すると口渇をおこすという理由はどうか？

小兪が言う。

鹹味のものが胃に入りますと，鹹の気はのぼって血脈にそそぎます。血脈には血が流れていますから，この血は鹹の気にあいますとこごってきます。こごると流れが悪くなります。それを防ぐために胃から液がそそがれます。そうするとこんどは胃中の水が欠乏してきます。胃の中の水が欠乏すると，食道が枯れてきます。故に舌の根本が乾いて，水を飲みたくなるのです」3)

「黄帝が問うて言われる。

医者が病を治療しているのを見ると，同一だと思われる病に対しても，患者によって治療法が異なっているように思われるのに，それぞれ治っているのはどういうわけだろうか？

岐伯が答えて言う。

それは，各地で別個にそれぞれの環境に適応した医術が発達したからであります。

東方の国は，海の果てから日が昇るところであります。そこは，魚や塩の産地ですから海岸でありまして，青い海に面しております。そこの住民は魚や塩を好んで食べ，塩風が吹きつける海岸の低地帯に安住して，このような食べ物に満足しております。もともと，魚は人体内に熱気を生じる傾向をもった食べ物であります。その上，塩をとりすぎますと，血が粘稠になって流れが悪くなるものであります。結局，塩分の摂取過剰で顔色は黒く，皮膚のきめも粗いので，ここの人々には癰瘍(ようよう)のようなオデキが多いのであります」4)

「鹹味のものを食べ過ぎると，血が粘稠となって脈行が渋り，顔色が光沢を失ってくる」5)

これらは中国医学の概念による「食塩と健康」に関する記述の一部であるが，今日までに西洋医学の中で科学的に積み重ねられてきた見解と並べてみても，当時の観察が極めて的を射たものといわざるをえない。

すなわち，食塩と腎臓との関わり，血液との関わり，脈との関わり，口渇との関わり，そして食塩の過剰摂取の害の指摘，すべて現在に通用する観察である。

これら文献をみたとき，「食塩と健康」については，既に数千年前に食塩の過剰摂取について害があることなどは観察・指摘されていたのであって，我々が食塩過剰摂取の害を疫学的研究で指摘したことは新しい発見でも何でもなく，その理由について，現代科学によっていかに論理的に納得がいくように解釈を付けたかであると考えてしまった。

この中国医学における記述は，西洋医学の中で書かれた「高血圧の古典」(Classics in Arterial Hypertension)という本の中で，食塩と脈に関する古い観察として紹介されている。

すなわち，中国の黄帝(Yellow Emperor, 2698〜2598 B. C.)への応答として "Hence if too much salt is used in food, the pulse hardens"(だから，もし食事の中に食塩が多すぎるくらいに用いられると，脈は硬くなる)と翻訳されている[6]。

既に数千年も前に，「食塩と健康」との関係について人々は認識していたのである。

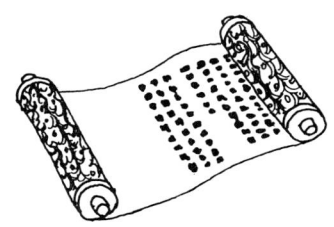

（　文　　献　）

1）　小曽戸丈夫，浜田善利：意釈黄帝内経運気．p. 20（五運行大論篇第六十七），築地書館，東京，1973．

2）　小曽戸丈夫，浜田善利：意釈黄帝内経素問．p. 107（宣明五気篇第二十三），築地書館，東京，1971．

3）　小曽戸丈夫，浜田善利：意釈黄帝内経霊枢．p. 209（五味論篇第六十三），築地書館，東京，1972．

4）　小曽戸丈夫，浜田善利：意釈黄帝内経素問．p. 57（異法方宜論篇第十二），築地書館，東京，1971．

5）　小曽戸丈夫，浜田善利：意釈黄帝内経素問．p. 51（五臓生成篇第十），築地書館，東京，1971．

6）　Ruskin, A. : Classics in Arterial Hypertension (Introduction, p. 13), C. C. Thomas Publisher, Springfield, Illinois, USA, 1956.

2 塩を意味する文字の分析

　食塩の塩（しお）を指す漢字は「鹽」であり，古代から文字をもっていた中国では既に数千年も前に用いられていたが，この字はどのような意味をもっていたのであろうか。

　説文にいうとおり「鹵（ろ）に従ひ（意符）監（かん）の声（声符）」の形声字である。字音は「余廉切」（えん）である。「監」（かん）がこの音を表す。この音を表す意味は，別字でいえば「鹹」（かん）であるが，更に根本的にいえば「苦」である。「苦」の音から一方は「鹵」（ろ）の声となり，他方は「咸」「監」の声となった。「余廉切」（えん）の音は「監の声」の転じたものにすぎない。字義は「苦い小粒のもの」である，と解説されている[1]。

　また「鹵」の字形は塩が籠（かご）の中にある形象で，象形字である。「卤」（しん）は「西」の原字と同じく籠の口を括った形である。鹵は塩気を含んで耕作に適しない不毛の土地という意味もあり，西方の鹹地の名の由来とも説明されているが，「卤」は口を開ければ「甾」（し）で，竹か柳で出来た籠であるから，「ろ」の音は「筥」（きょ）からきており，家庭において塩を保存するには，「缶」（ふ）に入れないで，「筥」（きょ）の中に入れていたと考えられる。字義は，籠中にある小粒のものの意とも解説されている。

　既に塩は人々の身近にあり，それに名前を付け，字にしていたと考えられる。そして，その塩が食生活に用いられていたことについての観察・問答の記録が，「黄帝内経」として現在まで残ったらしい。

　日本の古文書である「古事記」「日本書紀」にも塩に関する記述は散在する[2~4]。

　すなわち，その代表たるものは古事記にみられる「天地（あメつち）初（はじ）メて発（おコ）りし時（トき）」，つまり国つくりで，「故（かれ），二柱（ふたはしら）ノ神（かミ），天（あメ）の浮橋（うきはし）に立（た）たし而（て），其（ソ）ノ沼矛（ぬほコ）を指（さ）し下（おろ）して画（か）かせ者（ば），塩（しほ）許々（コを）袁々（ロコ）呂々（をロ）迩（に）画（か）き鳴（な）し而（て），引（ひ）き上（あ）ゲます時（トき），其（そ）ノ矛（ほコ）ノ末（さき）自（よ）り垂（した）落（だ）る塩之累積（しほノつもり），嶋（しま）ト成（な）りき」の記載であり，既に「塩椎神」（しほつちノかみ）（シホは潮，椎のツは助詞のノ，チは霊）が登場している。日本書紀にも「魚塩（なしほ）の地」「薪（たきぎ）として鹽を焼（や）かしむ。是に，五百籠（いほこ）の鹽を得たり」「白鹽（しほ）を以て其の身に塗られむこと」「海の鹽」「鹽酢（しほす）の味」「穀（もみ）と鹽」の記載がみられる。

　海に囲まれてはいるが岩塩のなかった島国の日本では，海の潮（うしお）と潮（しお）という言葉がある。日本では，海岸という身近な場所に塩があったのである。

　方言地図によると，塩の味の表現形として「しょっぱい」は東日本に，「からい」は西日本に分布しており，「しょっぱい」は古くは「しおはゆい」とも呼ばれていた。また「からい」地域では，いわゆるトウガラシなどの辛さの表現と区別がなく，塩の辛さに限定される「しおからい」という語形を必要とした[5]。

　欧米では，塩に当たる言葉はラテン語の「sal」から継がれてきたといわれる。

　すなわち，フランス語の「sel」，スペイン語の「sal」，ポルトガル語の「sal」，イタリア語の「sale」，英語の「salt」，ドイツ語の「Salz」，スウェーデン，デンマーク，ノルウェーでは「salt」である。

　しかしまた，インド・ヨーロッパ語の最も古いサンスクリット語には塩に

該当する言葉がないといわれている[6]。

　インド・ヨーロッパ語族の1つ，ケルト人が紀元前，アルプス地方の岩塩を採取していて，塩のことを「hal」と呼んだ。この「hal」のギリシャ語訳が「hals」で，それがローマ(ラテン)語の「sal」になったという[7]。

　紀元前18年にローマ人がこの地方を占領したとき，すばらしい塩の製品や，よく発達した塩の取り引きを見出した。塩はその当時「金」と呼ばれていたが，利口なローマ人はそこに住むケルト人を殺したり流罪にする代わりに，塩坑の採掘や塩の運搬に利用したという歴史が語られている。

　ドイツ語のハレ(Halle)は製塩所を意味し，地名として多く残った。同様に，英語の接尾語のウィッチ(wich)も製塩所を意味する古語からきている。ウィッチは塩水を蒸発させて塩をつくる家を意味し，地名としても多く，少なくとも鉄器時代にそれらの場所で製塩が行われていたらしい[8,9]。

　塩があったところでは世界中，それぞれの言葉でそれを表すことになったのであろう。各国語の辞典には，次のような言葉が記載されている。

　トルコ語「Tuz」，梵語「lumbini」，ペルシャ語「namak」，ハワイ語「Pa' akai」，ロシア語「солв」，ギリシャ語「$\alpha\lambda\zeta$」，アフリカのサンパー語「chumvi」，アイヌ語「sippo」，蒙古人は塩のことを「達布蘇」(ダブス)，沖縄では「マース」といっている。

　塩がほとんどない地方の1つ，パプア・ニューギニアでは，塩のことを「クム」といっていた[10]。クムパ(Kumupa)という地名について，モニ語でKumu は「塩」，Pa は場所を示す接尾語で，Kumupa は「塩の土地」あるいは「塩の場所」といった意味である[11]。また，現地の人に「食塩錠」を与えたところ，「これは塩ではない！」といわれた経験が述べられている[12]。

　ミクロネシアのポナペ島では，日本語に翻訳したならばほぼ「しおからい」「からい」というように表現できる味を表す言葉があるが，「からい」という言葉はトウガラシを表す植物名と同じで，「しおからい」という言葉は

直訳すれば「海の味」という意味であり，外国から輸入されるまで塩はなかったという[13]。

パレスチナには死海（塩の海）または岩塩の層があったので塩は身近にあり，聖書に記載されることになったが，この地方で塩を意味する語 מֶלַח（m⋅laḥ）はすべてのセム語に共通しており，塩が早くからセム族全般に使用されていたことを示している[14]。

ビルマの上地方で「saw」，下地方で「ilea」，タイ中部バンコックでは「klwa」，ラオス，ベトナム北部では「muoi」，南部では「vok」「loke」あるいは「luk」，マレーシアでは「garan」，スマトラでは「sira」，インドネシアでは「ujah」，ボルネオでは「sia」あるいは「hio」，セレベスでは「sio」という[15]。

文　献

1) 加藤常賢：漢字の起原．p. 105, p. 927, 角川書店，東京，1970.
2) 青木和夫，他：古事記．p. 19, p. 21, 岩波書店，東京，1982.
3) 坂本太郎，他：日本書紀　上．岩波書店，東京，1967.
4) 坂本太郎，他：日本書紀　下．岩波書店，東京，1965.
5) 徳川宗賢編：日本の方言地図．p. 217, 中公新書 533, 東京，1979.
6) Meneely, G. R.：Editorial. *Am. J. Med.*, **16**, 1〜3, 1954.
7) Schwarz, E.：Bayerisches Salz. Pannonia-Verlag, Germany, 1978.
8) マルソーフ，R. P. ／市場泰男訳：塩の世界史．平凡社，東京，1989.
9) 平凡社編：大百科辞典 6. 東京，1985.
10) 本多勝一：ニューギニア高地人．p. 59, 朝日新聞社，東京，1964.
11) 石毛直道：Kumupa の塩．国立民族学博物館研究報告，**1**(2), 357〜373, 1976.
12) 石毛直道：食卓の文化誌．p. 117, 文芸春秋，東京，1976.
13) 石毛直道：世界の食物文化．p. 8, ドメス出版，東京，1973.
14) 馬場喜一：大辞典．キリスト新聞社，1971.
15) NHK 教育テレビ：1983. 10. 27.

3 聖書にみる塩

　ナイル川のほとりのエジプトと，チグリス・ユーフラテス川の間のメソポタミアに，古代オリエントの文化が起こったといわれる。

　歴史の父と呼ばれるヘロドトス(Hĕrodotos, 484〜430 B.C.)は，オリエント諸国を巡っての見聞を取り入れ，ペルシャ戦争が主題の歴史を著作「歴史(HISTORIAE)」で物語風に書いたが，その中にミイラ加工について「天然ソーダに漬けて70日間おく」など詳細な記述がある[1]。

　世界各地にあるミイラ信仰の中で，古代エジプトにみられるミイラの作成には歴青(天然アスファルト)とか天然のソーダが用いられ，ミイラ(英語でmummy)の語源は「防腐剤」の意味があるという[2]。そして旧約聖書の創世記(50：2, 3)には，医者たちは死体に薬を塗ること(英語でembalm)を命じ，ミイラにするのに40日を要したと記載されている。

　このことは，19世紀になって初めて科学的に理解されるようになった微生物による腐敗を「塩」が防ぐことを，当時の人々は既に経験から学んでいて，ミイラ作成に応用したと考えられる。

　旧約聖書はイスラエル(ヘブライ)文化の記録であるが，この文化はメソポタミアとエジプトの間に挟まれ，西は地中海に面するパレスチナで育った。

　「初めに，神が天と地を創造した」で始まる旧約聖書の創世記には，既に「塩」の記載がみられる。

　「そのとき，主はソドムとゴモラの上に，硫黄の火を天の主のところから降らせ，これらの町々と低地全体と，その町々の住民と，その地の植物をみな滅ぼされた。ロトのうしろにいた彼の妻は，振り返ったので，塩の柱になってしまった」(創世記 **19**：24〜26)

　この，ソドムとゴモラの滅亡は創世記では，同地の人々の淫楽な生活に対する神の裁きと見なされているが，実際は天然の災害によるらしい。また，パレスチナには「塩の湖」といわれる死海があり，その死海南部の西岸に沿って，「ソドムの山」(ジェベル・アル・ウスドゥム)と呼ばれる岩塩の山があり，一角に「ロトの妻」という婦人の姿に似た岩の柱がそそり立っている。雨季の風雨の浸食作用で出来たものと考えられている[3,4]。

　このように旧約聖書の世界では，「塩の海」(創世記 **14**：3，民数記 **34**：3, 12，申命記 **3**：17，ヨシュア記 **3**：16, **12**：3, **15**：2)，「塩の谷」(列王記 II **14**：7，サムエル記 II **8**：13，歴代誌 I **18**：12，歴代誌 II **25**：11，詩篇 60)，「塩の町」(ヨシュア記 **15**：62)，「塩地」(エレミヤ書 **17**：6)，「塩穴」(ヤバニヤ書 **2**：9)の記載があるように，塩がごく身近にあったらしい。

　しかしまた，「塩」は聖書の中でかなり重要な単語になっていることがうかがえる[5]。

　すなわち，宗教的表象として，「神の契約の塩」(レビ記 **2**：13)，「永遠の塩の契約」(民数記 **18**：19)，「塩の契約」(歴代誌 II **13**：5)，「塩をまき」(エゼキエル書 **43**：24)(士師記 **9**：45)，「地の塩」(マタイ **5**：13)がみられ，健全な生活には「塩味のきいたもの」(コロサイ **4**：6)があり，「塩は，ききめのあるものです。しかし，もし塩に塩けがなくなったら，何によって塩けを取り戻せましょう。あなたがたは，自分自身のうちに塩けを保ちなさい」(マルコ **9**：50)，もし塩がその効用を失うときには，「硫黄と塩によって焼け土となり」(申命記 **29**：23)，また「もう，死や流産も起こらない」(列王記 II **2**：19～22)にみられるように，無益，荒廃，死の表象にもなる。

　塩と健康との関連については，特にその味，調味料としての記述が多い。

　「あなたの穀物のささげ物にはすべて，塩で味をつけなければならない」(レビ記 **2**：13)，「天の神にささげる全焼のいけにえの子牛，雄羊，また小麦，塩，ぶどう酒，油を，エルサレムにいる祭司たちの求めに応じて，毎日

怠りなく彼らに与えよ」(エズラ記 **6**：9)，「塩は制限なし」(エズラ記 **7**：22)，「味のない物は塩がなくて食べられようか，卵のしろみに味があろうか」(ヨブ記 **6**：6)，「もし塩が塩けをなくしたら，何によって塩けをつけるのでしょう」(マタイ **5**：13)，「すべては，火によって，塩けをつけられるのです」(マルコ **9**：49)，「ですから，塩は良いものですが，もしその塩が塩けをなくしたら，何によってそれに味をつけるのでしょうか」(ルカ **14**：34)とある。

　また，水の悪い土地で「この町は住むのには良いのですが，水が悪く，この土地は流産が多いのです」という訴えに対して，「新しい皿に塩を盛って，私のところにそれをもって来なさい」と言い，水の源のところに行って，塩をそこに投げ込んだとある。そして，「主はこう仰せられる。『わたしはこの水をいやした。ここからは，もう，死も流産も起こらない』こうして，水は良くなり，今日に至っている」(列王記 II **2**：19〜22)，「塩水が甘い水を出すこともできないことです」(ヤコブ **3**：12)，「その沢と沼とはその水が良くならないで，塩のまま残る」(エゼキエル書 **47**：11)がある。

　また，「あなたの生まれは，あなたが生まれた日に，水で洗ってきよめる者もなく，へその緒を切る者もなく，塩でこする者もなく，布で包んでくれる者もいなかった」(エゼキエル書 **16**：4)の記載もある。

　このように「塩」は，聖書を生んだ世界ではその土地に身近なものだったが，聖書の中で高い象徴性をもち，神への捧げものの中に入っている。また一方，塩の食物への付加や，塩味についての記述が多いことが特徴といえる。これはどのような考え方によって教えの中に取り入れられたのだろうか，当時の生活上の知恵であったのか。

　旧約聖書から新約聖書へとキリスト教の教えを現在まで継承した文化圏の人々にとって，各国の言葉にどのように翻訳され，語り継がれたかという問題もあろう。例えばヨブ記 **6**：6 の日本語訳として，「淡(あわ)き物(もの)あに塩(しほ)なくて食(く)はれんや，蛋(たまご)の白(しろみ)あに味(あぢは

ひ)あらんや」[7]，「味のない物は塩がなくて食べられようか，すべりひゆの
しるは味があろうか」[8]，「味のない物を塩もつけずに食べられようか，玉子
の白身に味があろうか」[9]，「すべりひゆ(野草)のしるのように味のないもの
には食欲がおこらない」[10]とあり，「食べ物に塩気がなければ人は苦情を言う。
生卵の白味ほどまずいものはない。それを見ると食欲がなくなり，食べよう
と思っただけで吐き気がする」と解説されている[11]。

　このように，聖書で述べる塩の考え方が今日まで続くのであるから，食物
に塩を付け加えることが人間の食生活にどのような影響を与えてきたのかを
考える上で重要であると言わざるをえない。

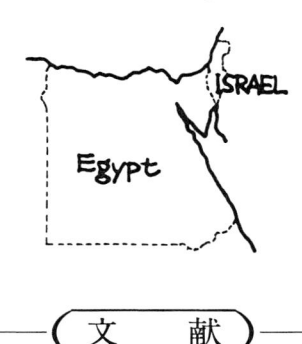

文　献

1)　ヘロドトス/松平千秋訳：歴史．(上巻 2：86)，岩波文庫，東京，1971．
2)　内藤正敏：ミイラ信仰の研究．p. 12，大和書房，東京，1974．
3)　関谷定夫：図説　旧約聖書の考古学．p. 24，ヨルダン社，東京，1979．
4)　高橋正男：旧約聖書の世界．p. 31，時事通信社，東京，1990．
5)　相浦忠雄，他：聖書辞典．p. 475，日本基督教団出版部，東京，1961．
6)　Young, R. : Analytical concordance to the Holy Bible. p. 832, United Society for Christian Literature. Lutterworth Press, London. 1879 (1st ed.)～1966 (8 th ed.)
7)　パロット，F., 英国聖書会社：舊約聖書．大英国北英国聖書会社，神戸，1922．
8)　聖書 1955 年改訳．日本聖書協会，東京，1974．
9)　聖書 新共同訳．日本聖書協会，東京，1989．
10)　千塚儀一郎，他：旧約聖書略解．日本基督教団出版局，東京，1975．
11)　リビングバイブル．いのちのことば社，東京，1978．

4 ヒポクラテス医学と食塩

　地中海の東にあるエーゲ海は，多島海といわれるようにたくさんの島々があるが，紀元前1万年頃には既にこれらの島に石器があり，最初の農耕民が到着したのはおそらく紀元前7000年頃といわれる[1]。

　世界最古の文学といわれるホメロス（Homeros，紀元前9世紀末）の「イーリアス」に述べられている物語がヒントになった発掘で，これらの島々にエーゲ文化があったことが判明したという。

　ギリシャの文化は，エーゲ文化を基盤にオリエント文化の影響も受けながら成立していったと考えられるが，ホメロスによる「オデュッセイアー」[2,3]「イーリアス」[4~6]の民族的叙事詩に，また歴史の父といわれるヘロドトス（Hērodotos, 484～430 B. C.）のオリエント諸国を巡って見聞を書いた「歴史（HISTORIAE）」[7~9]に，その当時の人々の生活，多くの神々や神話が生まれた様子をうかがうことができる。

　人々と食塩との関わりについて，これらの文献には次のような記述がある。

　「またその者らは，塩を加えて味をつけた食物をいまだに知らず」（第11書，123）[2]，（第23書，270）[3]，「聖い塩を，肉にふりかけ」（第9書，214）[5]，「塩干魚工場」（巻2, 15）[7]，「魚は天日に乾かし，塩漬けにして生のまま食べる」（巻2, 77）[7]，「井戸を用いて塩分の多い水を飲用に宛てねばならなかった」（巻2, 108）[7]，「また河口のあたりでは多量の塩が自然に結晶しており」（巻4, 53）[8]，「小丘の上に大塊を成した塩が堆積している。そしてそれらの丘の頂上では，必ず塩の中から冷たく美味な水が吹き出し」（巻4, 181）[8]，「塩の上に土を運んで種を蒔いている」（巻4, 183）[8]，「この地帯には…塩の山があり，そこに人が住んでいるのである。これらの住民の家屋はすべて塩の

塊で建ててある。…もし雨が降れば塩の壁は一たまりもないはずである。この地帯で掘り出される塩は，その色が白または赤である」(巻 4, 185)[8]，「お前のような濁った塩辛い流れには当然のことだ」(巻 7, 35)[9]，「塩魚を焼いているとき，…火にかけられた塩魚が，さながらとりたての魚のように跳ねてピクピク動いたのである」「すでにこの世のものでなく塩漬にされた身でありながら」(巻 9, 120)[9]。

　今から 1 世紀ほど前の 1874 年に，細胞の発見者の 1 人として有名なドイツの植物学者シュライデン(M. J. Schleiden)は「塩」(Das Salz)を執筆したが，この中に，ホメロスの「オデュッセイアー」に出てくる「塩を加えて味をつけた食物を未だ知らず」を引用している[10]。最近の文献の中でも食塩と健康の歴史的記述のなかで上述の記録を引用し[11]，また「聖い塩」を divine という英語で引用している[12,13]。

　ギリシャ神話の中では，海の神ポセイドンが三又の鉾でアクロポリスの丘の岩を突いたとき塩水が噴き出したという話が語られている[14]。

　医の神アスクレピオスはアポロンの息子として生を受け，奇跡のように病を治すので評判になり，ギリシャ全土で大いに崇拝され，島々に神殿が建てられた。彼を信仰することは，宗教であると同時に体系的な治療法を体得することでもあった[14]。

　島の 1 つ，コス島[15]に紀元前 640 年，ヒポクラテスが生まれ，いわゆるアスクレピアデスと呼ばれる医師の団体に属した。

　ソクラテス以前のギリシャ科学の記録がほとんど壊滅した中で，初期の一部門，医学者たちの著作集だけが例外として今日まで残されている。それが「ヒポクラテス医学」[16,17]として現在の医学まで引き継がれ，ヒポクラテスは「医学の父」と呼ばれることになった。

　「予はここに医神アポロン，アスクレピオス，ヒギエイヤ，パナカイヤその他諸々の男神女神の御前に於て本宣誓の実行に予の全力を捧げん事を誓い

奉る」で始まる宣誓[16]には現在に続く医の倫理が述べられている。

　「生命は短く，術は永遠である。正しき機会は刻々に移り，試みには惑ひ多く，判断は難い。凡そ医師は単に必要なる学習だけで事足りるものではない。其目的の達成には，病人そのものと，その環境と並びに外界とに考慮を払ふの要がある」で始まる箴言（しんげん：戒めとなる短い格言）[16]は，その解釈が困難な点もあるが[18]，422項目の中に「塩」についてはほとんど述べられていない。強いて関連のあるものをあげるとすれば「渇して夜中に水を欲したる人が渇を癒した後によく睡眠すれば可い」(5：27) である。

　「古代医学[16]の中心は四元素・四液説によっているが，「実に人体内には苦いもの，鹹いもの，甘いもの，酸いもの，渋いもの，無味のものその他幾多のものが混雑して働いてゐる」「吾々の健康に害あるもので之を食して疾患を起こすものを挙ぐれば，或は苦味にして混ざりなく，或は鹹く，或は酸く，或は不調和にして其れ自身強性に作用するものがある」(4：14) と述べられている。

　「正しい仕方で医学にたずさわろうと欲する人は，次のようにしなければならない」で始まる「空気，水，場所について」[17]では，「また水についてそれがどんな状態にあり，人々は沼地の軟性のものを使っているのか，それとも硬性で高地の岩山から来るものを使っているのか，それとも塩辛くて粗い水を使っているのかを考慮しなければならない」(第1節)，「次に有害なのは，その源泉が岩場から出ているものである。これは必然に硬質だからである。また熱い水や鉄，銅，銀，金，硫黄，明礬，瀝青，曹達を含む土から湧く水。なぜなら，これらはすべて熱の力によって生じるのだから。このような土から湧く水は良水では有り得ず，硬質で，催熱的で，尿となって排泄されにくく，排便には妨げとなる」「塩辛く，粗く，硬い水は，すべて飲用に不適である。ただし，このような水を飲料にすると健康に有益な体質と病気がいくつかあり，今これについて述べようと思う」「内臓が軟らかで水分があり粘

液の多い人は，もっとも硬くもっとも粗く，塩辛い水が効く，これを飲めば
もっともよく乾くわけだから」「人々はその無経験のために，塩辛い水につ
いて誤った考えをいだき，それが下痢を促すものだと思っているけれども，
この水は下痢をもっとも防げるものなのである。なぜならば，粗くて煮沸し
にくいのであって，したがって腸もまたこの水によって緩められるどころか，
かえって収縮されるのである」(第7節)，「雨水と融けた水がどのようなもの
かを述べよう。雨水の方は，もっとも軽く，もっとも甘く，もっとも希薄で，
もっとも明澄である。そのわけは，まず太陽が水中のもっとも希薄で軽い部
分を上昇させて奪い取るからである。塩(の製造)がこのことを明らかにする。
すなわち塩水は濃厚で重いから残されて塩になり，もっとも希薄な水は軽い
から太陽はこれを奪って行く。太陽はこのような水を沼の水からだけでなく，
海からも，その他およそ水分のあるあらゆるところから上昇させる。水分は
あらゆる物体の中にある。そして人間の身体からさえも，もっとも希薄な，
またもっとも軽い水分を運んでいく」(第8節)。

　このように環境要因としての水について，またその中の塩について注意を
述べているが，「塩」としては「埃及(エジプト)塩」という記述がある(48：
75, 78)[16]ところからみると，当時既に地中海貿易品の中に「埃及塩」があり，
それが用いられていたのであろう。

　「食物」[16]55項目，「食餌」[16]86項目の中で「塩辛いものについて正しき認
識を有しておらない」(17：第2章3)と述べ，「鹹いものを避ける」(17：第1
章35)，塩魚(17：第2章12)，塩肉(17：第2章20)の記載があるが，それ
ぞれ使い分けをしている。

　「婦人の自然性」[16]の中で，乳の出が悪くなったとき「塩辛いものを節し」
(47：93)と述べている。

　病人についての塩の用い方については「疾患」「内科疾患」「婦人病」など
の記述の中で，「塩を加える」(**30**：41, **32**：12, 35, 42, 44, **48**：52, 75, 78)，「塩

を加えない」(**32**：1, 3, 22, 30, 40, 42)の使い分けが記載されている。

　また医薬的な使用方法としては，婦人病の場合の挿入薬(**47**：42, 72, **48**：32, 78, 81)，清掃薬(**48**：84)，洗滌薬(**48**：109)，罨法(**48**：98)の場合が述べられている。

　以上のように「ヒポクラテス医学」においては，「塩」はその源が「水」あるいは輸入塩にあり，それぞれ食事または病人の病状に合わせて使用法が述べられ，その場合の理論が展開されている。

　ヒポクラテス医学について，「ギリシャ人の科学」[19]の中では次のように述べられている。

　「ギリシャ医学の起源を尋ねて，普通に歴史者は，つぎの3つの源泉をあげる，—すなわち，第1には医神アスクレピオスの古い神殿でほどこされていた医療，つぎは自然学者たちの生理学的見解，そして第3は体育訓練所の指導者たちの施療である」

　「技術は…経験によって学ばれ，また人間と事物の自然的本性に理論を適用することによって学ばれる」「このウィシントンの意見にわたしは完全に同意する。ただ1つこれに附け加えたいことは，もし医学の源泉として，ここにわれわれの除外した神殿の祭司たちに代わるものを，もう1つあげる必要があるとすれば，祭司たちの代わりに料理人をあげたい，ということである」

　「ともあれこの料理人が源泉だというのは，わたしの意見ではなくてギリシャ科学者のうちの最大な者の1人の意見である」

　「実のところ，人間は全くの必要にせまられて医術を求め医術を発見するに至ったのである。というのは，健康な人のと同じ食事は病人にはよくなかったし，またよくないからである。これをさらにさかのぼって考えてみると，もし人間が，牛や馬やそのほか人間以外の動物の満足しているのと同じ飲食物で，というのは，果実や葉や雑草など地上に生じるなまの産物で，それで

満足していたとすれば、今日健康な人間が楽しみ味わっているような生活の仕方や栄養のとり方は発見されなかったであろうと思う。現に家畜は、あのような地上のなまの産物をそのままの餌食を食って、それで育って、その他かになんの餌食をも必要としないで、なんの苦もなく生きているのだから。たしかに初めには、人間も、牛や馬と同じ食物をとっていたものだろうとわたしは信じる。だから、思うに、今日のわれわれ人間の生活の仕方は、長い時のあいだに発見され仕上げられたものであろう」

「昔の人々は、自分たちの体質と調和した栄養物を探し求めて今日われわれのとっているものを発見してきたものと思われれ」

「ついにかれらは、それぞれの食料を人間の力や体質に合うような食物にした。それはかれらが、人間の体質には強すぎて消化しえないような食物からは栄養と発育からは痛みや病気や死が結果すると知ったからである。消化しうるような食物からは栄養と発育と健康とが結果すると知ったからである。では、この発見と研究をなんと呼ぶべきであろうか？医術と呼ぶより以上に正当で適切な呼び名はないであろう。なぜなら、医術は、痛みと病気と死とを結果して発見された生方の術であるから」代りに、人間の健康と幸福と栄養とを目ざして発見された生方の術であるから」

「ことに注目すべきときは、このすばらしい科学的労作の著者が好んで自分自らを働き手、職人、技術者と呼んでいることである。かれらが自らの技術を「古い」医術と言っているのも、かれらが自分自らの起こりを料理人だとみていたからである」

このように、「観察・記録・考察」の自然科学的学問の始めとして人間の健康を眺め、「自然治癒力」を考えるとき、人々のおかれている生活環境・生活の仕方をもって、その人々の、特に病人の食事を考えた「ヒポクラテス医学」では、「塩」について「是々非々」の思想があったことがうかがえる。

ソルトブレイク

木立の中に規則正しく積み重ねられた白い階段が見えた。柱が何本か残っているだけ…それがアスクレピオンの神殿の跡であった。

小さな町の真ん中の広場に白い博物館があった。小さい博物館だが案内人が付き，ツアーをやる。勝手に見学させてはくれない。

まずヒポクラテスの像，これは自由に写真を撮らせてくれた。

「コス島への旅」より

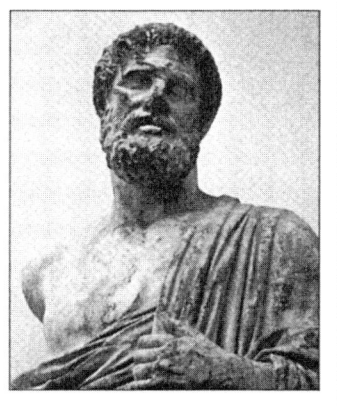

ヒポクラテスの像(1966 年 7 月 31 日)

文　献

1) フッド，S. /村田数之亮訳：ギリシャ以前のエーゲ世界．世界古代史双書 2，創元社，大阪，1970．
2) ホメーロス/呉茂一訳：オデュッセイアー(上)．岩波文庫，東京，1971．
3) ホメーロス/呉茂一訳：オデュッセイアー(下)．岩波文庫，東京，1972．
4) ホメーロス/呉茂一訳：イーリアス(上)．岩波文庫，東京，1953．
5) ホメーロス/呉茂一訳：イーリアス(中)．岩波文庫，東京，1956．
6) ホメーロス/呉茂一訳：イーリアス(下)．岩波文庫，東京，1958．
7) ヘロドトス/松平千秋訳：歴史(上)．岩波文庫，東京，1971．
8) ヘロドトス/松平千秋訳：歴史(中)．岩波文庫，東京，1972．
9) ヘロドトス/松平千秋訳：歴史(下)．岩波文庫，東京，1972．
10) Schleiden, M. J. : Das Salz. Leipzig, 1875.
11) Meneely, G. R. : Editorial. *Am. J. Med*., **16**, 1〜3, 1954.
12) Kaunitz, H. : Causes and consequences of salt consumption. *Nature*, **4543**, 1141〜1144, 1956.
13) Hollenberg, N. K. : Set point for sodium homeostasis : Surfeit, deficit, and their implications. *Kidney International*, **17**, 423〜429, 1980.

14) ギラン, F. /中島健訳：ギリシャ神話. p.74, 青土社, 東京, 1982.

15) 佐々木直亮：コス島への旅. 公衆衛生, **32**, 225〜227, 1968.

16) ヒポクラテス/今裕訳編：ヒポクラテス全集. 岩波書店, 東京, 1931.

17) ヒポクラテス/小川政恭訳：古い医術について. 岩波文庫, 東京, 1963.

18) 佐々木直亮：ヒポクラテスに聞いてくれ. 日本医事新報, **3196**, 109, 1985.

19) ファリントン, B. /出隆訳：ギリシャ人の科学. p.92, 岩波新書, 東京, 1955.

5　塩の世界史と民俗学

　この地球上で塩をとる源として5億年以上前に形成されたといわれる地下の岩塩堆積層が人々の目に触れるようになったのは比較的近代のことで，当然のことながら人間が塩や鹹(から)い水を見つけたのは海，乾燥地域の表面被覆層や塩湖であり，鹹い塩水泉であったと考えられる。また，それらから塩をつくるという製塩法も，人々の知恵によって世界各地で色々と工夫されてきた。

　その塩を生活，特に食生活に用いるようになった理由は何であったろうか。

　塩のもつ味が人々をとらえたのであろうか。

　原始的な医療の中で塩が用いられたことも理由であろうか。

　ミイラ作成の経験がまた，食物の保存にも塩が役立つことを教えたのであろうか。

　また，塩に極めて宗教的な意味をもたせたことによるのであろうか。

　いずれもが塩を食生活に用いるようになったきっかけとして考えられ，そのような事例があることも知られている。

　動物が塩を求めて「けもの道」をつくったといわれるように，人間も農耕生活を始めるようになって食生活の内容が変化したことが，塩を求める原因になったのであろうか。

　しかしまた，この地球上に生きている人間で塩が身近になかった場合は塩を用いない生活をしていたことは，既に数千年前から知られていた。このことは「またその者らは，塩を加えて味をつけた食物をいまだに知らず」の記録[1]でも明らかだ。

　食塩と疾病との関係が検討される中，世界各地で塩のない生活をしている

人々がいることが見出され，幾つかの例が記述されている[2]。最近でも「"no salt" culture」(塩のない文化)に住む人々の観察[3]は有名だが，地球上の大部分の人々は自らの意志で食生活に塩を用いているのが現状である。

それはどうしてであろうか。

既に中国では紀元前7世紀に人々の塩の消費量を仮定して，これを基礎に塩の専売制を確立したといわれる。

塩を買うために兵士に与えられたお金が「*argentum salarium*」で，これが現在のサラリーの語源になったといわれ，また塩そのものが貨幣として使われたところすらあった。

また，塩は中世の修道院の財政的基盤となり，早くも6世紀にはベネチア(イタリア)の商業の主要商品としてあげられ，ザルツブルグ(塩の城，オーストリア)付近の岩塩の採掘開始と同時に，ヨーロッパに「塩の道」が出来た。

既に古代ローマでも，政府が塩の流通に介入し，すべての道はローマに通じるといわれた道のうちで最も賑わったのは「Via Salaria」(塩の道)であった。中国は塩に税金をかけた。フランスではガベル(gabelle)というもともと物品税一般を指す言葉だったのが，時がたつにつれて「塩税」だけを意味するようになった。塩税はすべての税の中でも最も憎まれ，フランス革命の大きな原因になった。イギリスが塩税を課するようになったのは比較的遅かったが，インド独立のきっかけになったガンジーの「塩の行進」も塩の専売制に対する抵抗運動であった。

このように塩をめぐる世界史には，どうしても塩を手に入れたいがために，最古の都市は塩の取り引きを中心として設立されたこと，古代中国では塩が国家の基本的な収入源であったこと，近代でも多くの政府が同様であることが表現されている。また19世紀以前，塩の利用は単純で，ほとんどは個人用か，食品産業で使うために生産されていたが，1850年以降の1世紀に塩

の経済に根本的な変化が起こった。それは主としてソーダ（ナトリウム）化学工業での塩の大量使用であった[4]。

　西欧諸国の人々にとって麦や乳のような食物が基本であった食生活に塩が入ってくるようになったのは，なぜであろうか。

　食物と歴史[5]の中で，人間初の文明のもとに，エジプト人が既に塩蔵魚を商品化してシリアやパレスチナへ輸出していたこと，ローマの美食家たちがリクアメン（liquamen）という塩を用いた発酵調味料を用いていたこと，中世では岩塩による塩漬け保存法によって，14世紀と15世紀のバルト海や北海のにしん塩蔵品が売買されていたことが述べられている。

　食と料理の世界史[6]によると，古代エジプト人が魚を食用する場合，多くは天日に乾かしてそのまま，あるいは更に塩漬けにした。ローマ人の料理に不可欠なものは，塩水と魚からつくられた液状の調味料，ガルムであったという。また，ホメロスが「海を知らず，食物に塩を使わぬ島の民」について「軽蔑的」に語ったとし，「肉を常食とする人々は食塩を加える必要はない，調理した穀物や野菜を常食する人々には，どうしても塩分を加える必要がある」と述べている。

　塩が調味料として人々の食卓に上るようになったのは，比較的近代のことではないだろうか。

　イギリス，ロンドン塔の宝物館には，1630年頃エクセター市から即位に際して王に贈られた塩つぼ「The Exeter Salt Cellar」のほか，幾つかの金製宝石細工の塩つぼや塩用スプーンが王冠類と一緒に，しかも高い位置に飾られていた。英語で「above the salt」は上席，「below the salt」は末席を意味するといわれる。そこに塩の文化の一端をみた思いがしたが，世界中，塩に関わる話題は尽きない[7,8]。

　このように，人間生活と塩との関わりの歴史は長かったので，塩についての学問的関心は高かったと思う。しかし，人間の関心事全体の中では，塩に

Das Salz.

Seine Geschichte, seine Symbolik und seine Bedeutung im Menschenleben.

Eine monographische Skizze

von

M. J. Schleiden, Dr.

Leipzig,
Verlag von Wilhelm Engelmann.
1875.

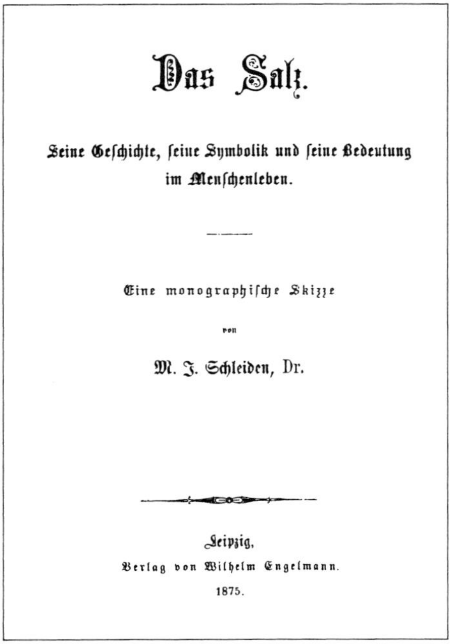

図2　シュライデン著「Das Salz(塩)」の表紙

ついての文学と民間伝承の領域が大きな比重を占めており，民俗学的研究によって塩に関する民間伝承上の資料は大いに増したけれども科学と技術的な面からの資料は少なく，特に健康との関連を述べたものはほとんどみられない。

1875年，シュライデン(M. J. Schleiden)が塩について述べたこと[9]が根本的に変更されたとは思えないと，特に，塩の生産・消費・交易に関する世界史をまとめた文献[4]をみても，塩と健康に関する文献はほとんど考察なしでまとめられ，わずかにカウニッツ(H. Kaunitz)の「人が塩をひどく欲しがることは否定せず，塩の摂取は多分感情的な興奮と関係があるのだろう」とする論文[10]だけを引用するにとどまっている。

メネリー(G. R. Meneely)は多くの民俗的資料を示すとともに，初めて「the salt in the diet」(食物に含まれている塩)と「the salt added to the diet」(食物に付け加えられた塩)の区別を付けるべきだと述べた[2]。

ホーレンベルグ(N. K. Hollenberg)が塩の摂取と腎機能との関連について示した[11]とき，同じく塩に語源をもってはいても「salubrious」(健康に良い，さわやか)とか「salutary」(有益な，健康に良い)のように良いことばかりとはいえない，聖書の創世記にある「ロトの妻が塩の柱になった」のは悪い例で，またローマ人は塩に懐疑的で「cum grano salis」(少々内輪に，割り引

いて)を結論を下すときに付けること，現在でも英語で「we still express our reservations with a grain salt」(ほんの少しの塩で：割り引いて保留する)という表現をしているとも述べた。

Time 誌が 1982 年になって「Salt：A New Villain?」(塩：新しい悪者?)の特集[12]を出すが，この中でも塩に関する歴史が述べられている。

現存する日本最古の医学書といわれている「医心方」で，「塩」については次のような記述がある[13]。

「本草には，『味しおからく，温める作用がある。邪気を殺すものである。身体の毒は，下部に注ぎ，虫の食う病気とか，カゼ，熱や寒け，嘔吐，胸中のたんなどのほか，胸，腹のにわかに痛むものを治療し，肌膚や骨を堅くする効果がある。多く食べると肺の障害を起こし，しばしば咳をするようになる』とある」

「陶景(とうけい)は注の中で，『五味の中でも，すべて塩を失っては意味がない。魚肉を塩で漬けておけば，腐敗しない。塩で衣服をうるおしておけば栃爛(きゅうらん)の度がはげしくなる。それぞれ，塩の施すところのよろしきに従ってやるべきである』といっている」

「捨遺(しゅつい)には，『五味の中では，塩が主人である。四海いずこに行ってみても，塩のないところはない』とある」

「崔禹(さいう)は，『鬼邪(きじゃ)の毒を殺すのが主たる役目である。毒邪を去らしめるのに，塩の入らないものはない』といっている」

これらの記述は，中国医学から引き継がれたものらしい。

中国食物史の研究家，篠田統[14]は，「人間が生きていくかぎりにおいて，塩は生活必需品中の必需品であって，調味料というよりも，むしろ不可欠栄養素に属する」「かの塩井なくしては蜀の文化はなりたちえなかったし，夏周の文明，三晋の興起も運域の塩池にかかっていたとさえいわれる」と述べている。

日本の古代縄文人は，海岸でつくられる食塩と黒曜石などの矢じりとを交換したであろうといわれ，「塩の道」という言葉も出来た。また，小魚を塩漬けにして「ひしお」という調味料をつくった。奈良時代の文献では，漢字を当てて「魚醬」と書かれ，現在これと同様のものが秋田の「しょっつる」として残っている。大豆の「未醬」は今では「味噌」と書くが，醬を絞る前のものが未醬で，未醬をつくる「こうじ」が麴なのである。醬の樽の底にたまる液が「たまり」という調味料で，醬油になったという[15,16]。

「調味料」は，料理や食品に味や香りをつけるために人間が考え出したものらしいが，英語でいう「seasoning」は語源からみると季節との関係も浅からぬものと考えられる。日本では，調味料のうち一番基本的な塩が弥生時代に登場したと述べられている[17]。

日本の伝統的調味料として食文化の中心になった「味噌」「醬油」も，それぞれ歴史的にみて原形は中国にあったと考えられている。

すなわち，世界最古の農業技術書といわれる「斉民要術」(593)には今日の醬油，もろみの元祖とみられる醬と豆麴に類する「豉」(くき，し)の製法が記載され[18,19]，中国で量産されるようになったのは紀元前 200 年代だが，日本にもたらされたのは奈良朝時代で，伝来が遅れた理由は当時塩が貴重品だったからである。醬油は味噌とともに中世前期，中国から伝来した調味料だが，これが一般庶民の調味料となったのは鎌倉時代からで，その主な理由もやはり食塩がまだ貴重品であって，これを使った調味料の利用者にも限界があったからだろうと述べている。日本語の「みそ」の語源も，「高麗醬」(こましょう)，「未醬」(みしょう)，「美醬」(みそ)，また高麗(こま)方言の「密祖」(みそ)と色々あるという[19]。

伊勢神宮には「御塩」(みしお)の神事がある。

日本でも「塩の道」を初めとして塩に関する民俗学的研究があるが[20~31]，どれも塩が生活必需品であるとの前提で書かれているように思われ，皆，出

だしが「人は塩を必要とする」となっている。

　時雨音羽は大蔵省勤務時代に「塩と民族」をまとめ[20]，世界各地における資料を紹介した。しかし，人体と塩については「人間は鹽がなくては生きられぬように出来ている」から始まっている。酸性食品・アルカリ性食品を中心に述べ，古書「本草綱目」にある「西北方の人は，食鹹きに耐えずして而して壽多く，病少く顔色よし，東南方の人食鹹きを欲して而して壽少く病多し」を引用してはいるが，「このようにキメつけているが，これはどうかと思う」と述べ，「北の地方では特に鹽辛いものを愛好する。秋田の鹽汁然り，北海道のさんぺい汁然り，そして北の方面に特に早死にの統計はないのである」「人間は，鹽に対して文句のいへた義理ではないということになる」と詩人らしく，色々意見を述べている。

　日本専売公社発行「塩の話あれこれ」[21]は公社になって上述の資料をもとに編纂されたものと思われるが，「人間は 1 日に 12〜15 グラムの塩が，生理的にどうしても必要である。重労働や熱作業に従事する場合は，40〜50 グラムと摂取量が増してくる。昔から(米塩)といわれてきたように人間が生きるために塩はなくてはならないものである」と書き出している。

　民俗学を始めた柳田国男は，日本の山村において 3 食とも白米を食べる土地はほとんどみられないこと，雑穀が混じったものは広く「かでめし」と呼ばれていること，味噌・漬け物・煮〆が 3 つの大きな副食物で，他はほとんどいうに当たらず，醤油はほとんどないといった食生活について観察記録を残した[22]。

　塩の民俗学をまとめた渋沢敬三[23]も，健康面については当時の桜井芳人の栄養化学の著書を引用し，「しかし人は塩なくして生存しえない。消極的ではあるが保全素としての機能は人または動物にとって絶対である。人は塩の補給可能の前提にのみ生存している。どこの山野であろうと塩の補給されざる限り人は棲息しえない」との立場をとっている。

　日本食物史をまとめた樋口清之[25]は，食塩問題について「人体に不可欠な塩分の補給をどうしていたかということである」と問題提起をし，「わが国石器時代にも海水から食塩を作った証左は存在せず，また岩塩の産出もない」とし，「動物臓器中の有機塩摂取こそは，食塩登場以前の重要な塩分補給手段であったと言うことができると思う」と考察している。

　また，日本食生活史をまとめた渡辺実[26]は「自然物雑食時代，縄文式時代の人々がどのような調味料を使用していたか判然としない。食塩は調理上必要であるばかりでなく，人体には塩分はなくてはならない存在である。縄文式時代には海水から食塩をとった遺物・遺跡は皆無であり，当時の聚落も海岸よりも内陸に多く発達したものが多いことなどから考えると，食塩が使用されていなかったと思われる」と述べている。

　しかし，加藤秀俊の「食の社会学」[30]中，「塩」について述べられている個所には，健康との関わりについて「塩というものが，人間の生存にとって不可欠な物質である，という事実なのだ。他の調味料，たとえば胡椒だの辛子だのといったものは，それを摂取しないから，といってべつだん生存上，あるいは健康上，どうのこうの，ということはない。しかし，塩というものは，人間だけでなく，動物にとって，どうしても必要な物質である。これがなくては，細胞の新陳代謝も行われないし，胃液の分泌もうながされない。塩をとらなければ死んでしまうのである」のように生理学的な理解の上に論議を展開している。

　昭和58年になって編集された「世界の食べもの：調味料の文化」の中で，「最古の調味料・塩」について，日本専売公社の村上正祥は「雑食動物である人類の祖先も，本能的に塩分を好み，塩は人間にとって最初の調味料になった」「人と塩のかかわりは，人類出現以来のことと思われるが，考古学的にはベルギーで発掘された古代遺跡の研究から，5000年以前に塩がコムギの調味料として使用されていたと考えられる」と述べている[31]。

　日本は四方を海に囲まれ，海岸には塩があり，縄文時代に製塩土器がつくられて以来[32]，製塩の技術は進み生産量は上がり，国内に「塩の道」は出来た。

　北海道，アイヌの食文化には塩がほとんどみられない[33]のは，魚は普段「サツ・チェップ」(サツは乾く，チェップは魚で，素干し・燻製を総称する)で，冬は −20℃ を越す気温で凍ってしまい，「ル・イベ」(ルは溶ける，イベは食物：ルを凍るというのは誤訳)を食べたことによる。生食は「フ・イベ」(フは生の意)と呼んだ。また，土佐では活きの良い魚を食べたから，「無塩」は鮮度を自慢する言葉であった[34]。

　海岸から離れ，「無塩」「生魚」(ぶえん)[22]の魚はごちそうという山村もあるが，比較的狭い日本のような島国では，塩のない生活は育ちえなかったものと思う。

 ソルトブレイク

　　私には，ロンドン塔(The Tower)の宝物室に入ってそこに或るものを見たときの驚き，感激は忘れられない。

　　或るものとは，代々王室に伝わる即位用の冠や笏ではない。巨大なダイヤモンドを施した王冠でもない。それら宝物の一番上に置かれていたのは，金色に輝く「塩つぼ」であった（口絵）。

　　説明を読み進むうちに「Salt」という字に行き当たったときには，自分の目を疑った。
「ロンドンの名所」より

文　献

1)　ホメーロス/呉茂一訳：オデュッセイアー(上・下)，第11書123，第23書270．岩波文庫，1971～1972．
2)　Meneely, G. R.：Editorial. *Am. J. Med.*, **16**, 1～3, 1954．

3) Oliver, W., Cohen, E. L. and Neel, J. V. : Blood pressure, sodium intake, and sodium related hormones in the Yanomamo Indians, a "No-salt" culture. *Circulation*, **52**(1), 146～151, 1975.

4) マルソーフ, R. P. /市場泰男訳：塩の世界史. 平凡社, 東京, 1989.

5) タナヒル, R. /小野村正敏訳：食物と歴史. 評論社, 東京, 1980.

6) スチュワート, K. /木村尚三郎訳：食と料理の世界史. 学生社, 東京, 1981.

7) 佐々木直亮：衛生の旅, ロンドンの名所. 公衆衛生, **32**, 223～225, 1968.

8) 佐々木直亮：世界塩の旅. 弘前大学キャンパス・ジャーナル, **5**, 4～5, 1983.

9) Schleiden, M. J. : Das Salz. Leipzig, 1875.

10) Kaunitz, H. : Causes and consequence of salt consumption. *Nature*, **4543**, 1141～1144, 1956.

11) Hollenberg, N. K. : Set point for sodium homeostasis : Surfeit, deficit, and their implications. *Kidney International*, **17**, 423～429, 1980.

12) Time : History According to Salt. March 15, 1982.

13) 丹波康頼/粟島行春訳：医心方(食養篇). p.220, 東洋医学薬学古典研究会, 東京, 1990.

14) 篠田　統：中国食物史の研究. 八坂書房, 東京, 1978.

15) 高木和男：食と栄養学の社会史 第一増補版. p.74, 自費出版, 1985.

16) 高木和男：食からみた日本史(上). pp.18, 30, 68, 97, 芽ばえ社, 東京, 1986.

17) 太田靜行：調味料の発達と現状. 食の科学, No.56, 14～18, 1980.

18) 海老名英雄：みそ. 自然, 8, 92～97, 1963.

19) 安達　巌：加工食文化 2,000 年の歩み. 食の科学, No.62, 93～102, 1981.

20) 時雨音羽：鹽と民族. 日本講演協会, 東京, 1943.

21) 日本専売公社：塩の話あれこれ. 東京, 1970.

22) 民間伝承の会/柳田国男編：山村生活の研究. p.268, 岩波書店, 東京, 1938.

23) 渋沢敬三：塩―塩俗問答集を中心として, 柳田国男氏古稀記念論文集原稿, 1943 年 12 月記/宮本常一編：日本民俗文化体系 3, pp.242～283, 講談社, 東京, 1978.

24) 山田　清：鹽と文化. 日本塩業協会, 東京, 1948.

25) 樋口清之：日本食物史―食生活の歴史. p.53, 柴田書店, 東京, 1960.

26) 渡辺　実：日本食生活史. p.29, 吉川弘文館, 東京, 1964.

27) 平島裕正：塩の道. オリオン社, 東京, 1966.

28) 富岡儀八：日本の塩道―その歴史地理学的研究. 古今書院, 東京, 1978.

29) 亀井千歩子：塩の民俗学. 東京書籍, 東京, 1979.

30) 加藤秀俊：食の社会学. 文芸春秋, pp.57～68, 東京, 1978.

31) 村上正祥：最古の調味料・塩. 週刊朝日百科 130, 世界の食べもの・テーマ編, (10)調味料の文化, pp.258～262, 1983.

32)　稲田孝司：日本の生産遺跡. 月刊文化財, **11**, 4～9, 1979.

33)　並木正義：アイヌの食生活. 臨床栄養, **42**(4), 457～465, 1973.

34)　近藤　弘：日本列島の魚食文化. 食の科学, No. 37, 58～65, 1977.

6 「塩」から塩化ナトリウムへ

　生物学の始祖といわれるアリストテレス (Aristoteles, 384〜322 B.C.) は，宇宙の構成要素を火・水・空気・土の4元素として捉えていた。また，海水が塩からいのは「地上の物質のある部分」が海の水に混ざっているためと考え，その「部分」とは木の灰に似た「焼けた土」だとした[1]。

　ギリシャ，アレキサンドリア，ローマに続きイスラムにおいて錬金術が発展し，化学の発達に寄与することになった。パラケルスス (Paracelsus, 1493〜1511) は，4元素 (エレメント) の代わりに物を構成するのは揮発する部分としての硫黄，液性で可変型の水銀，不燃・固形の部分を象徴する塩の3原質 (プリンシプル) と考え，医化学の道を開いた[2]。

　17世紀になって，ファン・ヘルモント (J. B. van Helmont, 1577〜1644) は，アリストテレス及びパラケルススの物質観を退け，水及び空気の2つをすべての物質の基本と考えた。彼は気体に注目し，ギリシャ語のカオス (chaos, 真空の意) に基づいて「ガス」という言葉を導入する。また，発酵 (ファーメンテーション) に思いを馳せるが，酸・アルカリの考えにつなぐ研究が行われていたため，当時の学者は発酵の異常に基づく体液の酸・アルカリ平衡の失調によって多くの病気を説明しようとした[2]。海の塩はすべての塩の起源だが，それ自体はアルカリと酸から生じるもので，アルカリは地上の大火災で出来た灰によって供給され，酸は動植物の発酵と腐敗によって供給されると書いた学者もいたという[1]。

　カリウム化合物とナトリウム化合物が区別されたのは16世紀頃である。

　18世紀後半になって近代的な化学が確立されることになるが，「燃焼」についての論議が展開される中，プリーストリー (J. Priestley, 1733〜1804) は

「フロギストンを取り去った空気」を発見したが，ラヴォアジェ(A. L. Lavoisier, 1743〜1794)はこの気体を生命の空気と呼び，「酸素」(oxygen)と名付けた。彼は，燃焼及び呼吸が同じ化学反応であることを明確にし，現在の栄養学の基礎を築くことになるが，元素を単体(1種類の元素からなる純物質をいう)と呼び，これを4群に分け，①酸素，窒素，水素，光，熱素，②硫黄，リン，炭素，③17種の金属，④灰，バライタなどの土類であると考えた。その彼が塩税の徴収を請け負っていたことから，フランス革命のとき断頭台に送られる羽目に陥った。

　今ではもはや空気も水も元素(エレメント)ではないと考えられるようになったが，プリーストリーの気体研究所に入ったデイビー(H. Davy, 1788〜1829)は電気分解により初めてアルカリ及びアルカリ土類金属の分離に成功し，カリウム，ナトリウムを1807年に分離した。彼は1810年，塩素は元素であると主張した。

　ナトリウム(Natrium)という名称は，天然ソーダやアルカリ塩を意味するギリシャ語ナイトロン(nitron)に由来し，ソジウム(sodium)の命名は，炭酸ナトリウムが古くからソーダ(soda：頭痛の薬を意味するアラビア語 suda に由来)と呼ばれていたことに基づく。

　クロール(chlorine：塩素)は，単体の気体が黄緑色であることから，ギリシャ語の黄緑色(chloros)に因んで命名された。

　カリウム(Kalium)は，アラビア語の灰(qali)に由来するラテン語 kalium の音訳で，ドイツ語ではそのまま Kalium であり，英語のポタシウム(potassium)はつぼ(pot)の灰(ash)に由来する[3]。

　ナトリウムと塩素の単体は，化合して塩化ナトリウム(sodium chloride)となる。

　一般に，酸と塩基(アルカリ)との反応によって，水とともに生じる物質を「塩」(えん)または「塩類」(えんるい)という。塩酸(HCl)と苛性ソーダ

(NaOH) とを反応させると塩化ナトリウム (NaCl) と水 (H_2O) が出来るが，これが「塩」(えん)である。「塩類」(えんるい)というのは，酸の水素原子 (H) を金属(例えば Na, K)で置換したもの，塩基の水酸基を酸(例えば Cl)で置換したものとも定義できる。色々の「塩」(えん)のうち，塩化ナトリウムは特に「食塩」と日本薬局法で呼び，他の「塩」(えん)と区別している。ドイツ語で「Koch Salz」(料理用塩)とか，英語で「common salt」(一般塩)という場合も，普通，塩化ナトリウムを指す。

　塩化ナトリウムは，古くからなじんでいた海水の塩の主たる構成成分であることが判明するが，海水や岩塩には塩化ナトリウムの他，塩化マグネシウム，硫酸マグネシウム，硫酸カルシウム，硫酸カリウム，炭酸カルシウムなどが含まれる。海水 1,000 g 中には，それぞれ 27.2, 3.8, 1.6, 1.3, 0.9, 0.1 g 含まれている。

　電気分解する場合，溶液中のアノード(陽極)へ向かっていく粒子とカソード(陰極)へ向かっていく粒子があると考え，「行く」という意味のギリシャ語に因んでその粒子を「イオン」と名付けた。アノードへ向かう粒子を「アニオン(anion：陰イオン)」，カソードへ向かう粒子を「カチオン(cation：陽イオン)」と呼んだ。

　水に溶解してイオンになるものを「電解質」というが，塩化ナトリウムはまさに電解質で，体液に溶解してナトリウムイオン (Na^+)，塩化物イオン (Cl^-) として存在し，生命を支える生体現象に関与していることが明らかになった。

　また，溶液中に溶媒が浸透してゆく力，浸透による溶媒の移行を抑えるために必要な力として「浸透圧」を測定するようになった。生物細胞内の原形質は，0.85% 塩化ナトリウム水溶液にほぼ相当する浸透圧をもつことが判

＊　灌流：かんりゅう。動物の器官を摘出するか露出させて研究するとき，生きた状態を長く保つために液を循環させること

明したため，この濃度の NaCl 水溶液を「生理的食塩水」というようになった。

　浸透(または浸透作用)とは，低濃度溶液から高濃度溶液へ膜を通過する水(溶剤)の移動である。その膜は水が浸透し，溶解物質は浸透しないもの(半透膜)でなければならない。浸透圧(化学力や電気力に拮抗して力を発揮する)の単位は，モル(mol：分子当量)とかミリモル(mmol)というグラム分子に当たる質量(粒子の数)でなく，オスモル(osmol：Osm)とかミリオスモル(mosmol：mOsm)で表す。塩化ナトリウムの場合は，ナトリウム陽イオンとクロール陰イオンに分離するので，1 mmol の NaCl から Na^+ と Cl^- の 2 mOsm の浸透圧を生じる。従って，濃度が 154 mmol/kg の等張食塩水は，体液と同様に 285 mOsm/kg 近くの浸透圧になるはずである。生理的食塩水とは，体液と同じ有効浸透圧濃度(すなわち 285 mOsm 程度)をもつものを指す。この数値の根拠となる計算式は$(154 \times 2) \times 0.93 = 286$ で，「0.93」はこの濃度における塩化ナトリウムの解離係数である[4]。

　イギリスの生理学者，リンガー(S. Ringer, 1835〜1910)がカエルの摘出心臓を血液の代わりに生理的食塩水で灌流*する際，塩化ナトリウムだけでは不十分で，これに塩化カルシウムと塩化カリウムを加えると長く活動を続けることを発見したのは 1882 年である。今でもリンゲル液として広く用いられている。

　ラヴォアジェを先駆けとして，18 世紀終わりから 19 世紀初めにかけての化学の発展は，特に近代原子論の確立と化学結合論の諸問題を巡って誠にめざましいものがあった[2]。

　その中にあって，古くは経験的に知られていただけの「塩」も，ついに「塩化ナトリウム」として人間の健康問題との関わりが認識されるに至ったのである。

文　献

1)　マルソーフ，R. P. /市場泰男訳：塩の世界史．pp. 182, 215，平凡社，東京，1989．
2)　川喜田愛郎：近代医学の史的基盤上．pp. 207, 302, 463，岩波書店，東京，1977．
3)　平凡社：大百科辞典，平凡社，東京，1985．
4)　スミス，K. /和田孝雄訳：絵でみる水・電解質．p. 16，医学書院，東京，1982．

7 栄養素としての食塩

人間の生命科学の歩みの中に今日の栄養学の源泉がある。その栄養学の基礎としては化学が最も重要で，近代化学の進歩によって栄養素が明らかにされていくのであるが，1700年代後半から1820年頃にかけて純粋な有機化合物を取り出して分析をする化学技法の進歩によって動植物の成分が解明されるようになった。その結果，食物の有機成分として脂肪，たんぱく質及び炭水化物(糖質)の3大栄養素が分けられた。

19世紀になって初めて，食品の無機成分も栄養上重要なことが認識されたが，それは主として動物の餌に含まれる塩に関心が向けられた。

北米の内陸部で塩が欠乏している土地においては草食獣が塩に対する貪欲を示して塩水の沼に集まること，植物の灰にはカリウム塩が多くナトリウム塩が少ないこと，牛の植物性飼料に食塩を添加したものとしないものを比較するなどの観察，研究が行われ，栄養学者は飼料の中に塩化ナトリウムが必要なことを会得するようになった[1]。

1873年，ブンゲ(G. B. von Bunge, 1844～1920)は人間有機体における食塩の意義とカリウム(K)塩の動態について考察し，自ら実験を行っている。彼は「食塩が人間にとって必須の栄養素であることは疑う余地はない。ただ食品に含まれている塩だけで十分であるのか，われわれの食物に食塩をつけ加える必要があるのか。動物の中でも，草食動物だけが食塩に対する要求を示し，肉食動物は食塩に対する要求を示さないという事実を考える必要がある。それはカリウム塩の摂取という状態が，草食動物の食塩要求の原因ではないか」と推論した。

ブンゲは，植物性食品はナトリウム塩よりもカリウム塩をはるかに多く含

んでいること，カリウム塩を摂取するとナトリウム塩の尿中排泄が増加することを説いた。

ブンゲの展開した研究と理論は教科書(Lehrbuch der Physiol. und Path., Chemie, Leipzig, 1889)に載った。すなわち，植物からの炭酸カリウムを多く食べるとき，摂取した食塩と反応して，塩化カリウムと炭酸ナトリウムが生成される。また，リン酸カリウムや硫酸カリウムに対しても食塩は同様に働く。摂取したたんぱく質に含まれる硫黄は，体内で酸化されて硫酸となり，常に体組織を酸性にしようとする。それを中和するためにはアルカリの摂取が必要である。そして，カリウム塩を排泄するために食塩を多く必要とすると主張した。

俗間に今でも伝わっている「体液中性保持」説は，ブンゲの説に源をもっていると高木和男は述べている[2]。

この考え方は，その後多くの学者によって栄養学上の知識として広く引用され，特に日本の多くの図書に記載され，食塩摂取についての「常識」をつくってきたと考えられる[3]が，最近の研究からみても再検討されるべきものである[4]。

我々が，日本における脳卒中や高血圧の疫学的研究から食塩摂取の過剰[5]や常識についての問題点[3]を指摘した昭和30年代当時は，ブンゲの説の流れを汲む考え方が一般的であったといえよう。

すなわち，脳卒中予防の保健活動について保健婦向けに書かれた本に次のような指導が行われていたことからもうかがえる。

「菜食をしますと，野菜はカリウムが多い関係で，どうしてもナトリウム，塩を欲しくなるのです。農村で塩辛いおかずを作りますのは菜食に偏っているからです。塩をとりすぎて血圧を上げる恐れは菜食にこそあるのです」

「野菜を減らせば塩は少なくてすみます。おにぎりに塩をつける如く菜食はカリウムが多い関係でナトリウムが欲しくなると説明されております。農

村の食生活はあまりにも菜食に偏りすぎている関係で，塩辛いオカズが欲しくなるのですから，できるだけ肉類とか魚類を取り入れることによって野菜の占める分を減らさなければなりません」

　これが昭和43年，日本の保健指導の記事[6]に載った内容であった。

　人間が食塩を食生活に取り入れた時期＝人々が農耕生活を始めた時期とみている文献は多いが，果たしてこれが植物性食品に頼り始め，カリウムが多く摂取されるようになったためであろうか。

　また昔，凶作・飢饉の際に人々が野草を食べ，カリウム中毒で死亡したと文献上にみられるが，果たして本当であろうか。

　「けもの道」が出来るのは塩を求める動物の振舞の結果とされる場合が多いが，それはカリウム摂取のためであろうか。

　人間以外の動物の例としてブレイヤー(J. R. Blair-West)ら[7]は，オーストラリア大陸の草食動物が年間の最も塩類の不足している状態におかれたり，塩類の必要量が増える妊娠や授乳の場合でも，その土地に生育している食物のみによって，極めて塩類の少ない環境に適応して生存していることをあげた。そして，アルドステロンやレニン活性といった最近判明した塩類を体内に保持する機構によって，体内の塩類のホメオスターシス(恒常性)が保たれていると述べた。

　塩のない生活をしている人間がいることは古くから知られていたが，パプア・ニューギニアの人々が塩として用いている調味料は植物の灰で，分析の結果，その成分はナトリウム塩でなく，主としてカリウム塩であり[8]，また数千年来塩のない文化("no salt" culture)に生活している人々の体内で塩類がどのように保持されているか検討され報告されたのは1975年になってからであった[9]。

　ブンゲが食塩摂取の意義を述べたのは，どのような時代だったろうか。それは，アメリカ大陸発見後ヨーロッパにもたらされたじゃがいもが一般の食

生活に入り込み，その結果ビタミンＣが自然に摂取できるようになって古くから北ヨーロッパに風土病のようにあった壊血病は次第に鳴りを潜めていったが，また食塩も一般の食生活に用いられるようになった時代であった。労働者の賃金は，そのじゃがいもに塩を振りかけるに十分なのかといった問題がブンゲの研究の背景にあったことが論文中にうかがえる。しかしこれらは，後に人間の体液について研究が進み，ナトリウム出納は副腎皮質ホルモンの調節作用を受けていることが分かる以前に発表されたのだ。

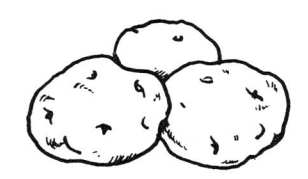

文　献

1)　島薗順雄：栄養学史．朝倉書店，東京，1978．
2)　高木和男：食と栄養学の社会史 第一増補版．p. 287，自費出版，1985．
3)　佐々木直亮：わが国における食塩摂取についての常識と問題点．日本公衆衛生雑誌，**9**(11)，683〜688，1962．
4)　佐々木直亮，菊地亮也：食塩と栄養．p. 6，第一出版，東京，1980．
5)　佐々木直亮：わが国における脳卒中ないし高血圧症の公衆衛生学的問題点．日本公衆衛生雑誌，**4**(11)，557〜563，1957．
6)　石垣純二：脳卒中予防の保健活動．生活教育，145〜163，1968．
7)　Blair-West, J. R., Coghlan, J. P., Denton, D. A., Nelson, J. F., Orchard, E., Scoggins, B. A. and Wright, R. D. : Physiological, morphological and behavioural adaptation to a sodium deficient environment by wild native Australian and introduced species of animals. Nature, **217**, 922〜928, 1968.
8)　Wills, P. A. : Salt consumption by natives of the territory of Papua and New Guinea. *Philippine J. of Science,* **87**(2), 169〜177, 1958.
9)　Oliver, W. J., Cohen, E. L. and Neel, J. V. : Blood pressure, sodium intake, and sodium related hormones in the Yanomamo Indians, a "No-salt" culture. *Circulation,* **52**(1), 146〜151, 1975.

8 　内部環境としての体液

　ルネサンス後のイタリアで 16 世紀に解剖学が興った。17 世紀になるとサントリョ (S. Santorio, 1561〜1636) は「さお秤」にのって「不感蒸泄」(insensible perspiration) を計量し，またイギリスからイタリアに勉強に来ていたハーヴィー (W. Harvey, 1578〜1657) が「動物における心臓と血液の運動に関する解剖学的実験」によって「血液循環の原理」を 1628 年に発表するなど，17 世紀は生理学の時代といわれる。18 世紀には病理解剖学が始まるが，19 世紀になって病理学はフィルヒョー (R. Virchow, 1821〜1902) により細胞病理学として展開された時代であった。

　19 世紀前半の臨床医学領域において，特に目に付くのはイギリスの医学者たちの実績であった[1]。

　ロンドンのガイ病院 (Guy's Hospital) には後に「ガイの大物たち」と呼ばれる傑出した学者が現れるが，そのうちの 1 人，ブライト (R. Bright, 1789〜1858) は「腎臓病と浮腫 (むくみ)」に対して病理解剖を熱心に行い，また患者の尿を分析して「症例報告集」を 1827 年に出した[1,2]。体の水分代謝が乱れて水の分布が変わり，組織間液が異常に貯留した状態が「むくみ」であるが，この水腫状滲出 (浮腫) が原因で死亡した患者をみると，たんぱく質を含む尿 (たんぱく尿) の排泄があること，腎臓の構造に器質的変化があることが分かった。そしてたんぱく尿が発見された全症例において，腎臓自体が他よりも重要な臓器として作用し，また一般に想像されてきた以上に機能的・器質的にも重大な障害を受けているように思えると述べている。この「ブライト病」と呼ばれるようになった症例は，後日，血圧測定が行われて 200 mmHg 以上あったことが 1880 年に記載された[1,2]。

　また同僚のアジソン(T. Addison, 1793〜1860)は「副腎の病気について」発表後，「アジソン病」(maladie d' Addison, Addison' s disease)と名付けられる症例を 1855 年に報告する。副腎という器官は，16 世紀に「腎臓を上から覆うような形の」と記載された組織で，何やら重要な役目をもつ器官であるらしいことは多くの人々に推測されていたにもかかわらず，その機能については 19 世紀の中頃になっても分からなかった。後になって，副腎皮質機能の慢性的低下が原因であることが判明する一連の症状が，副腎の病理解剖所見の病変に伴う事実が明らかになった[1]。

　一方，生理学はフランスのベルナール(C. Bernard, 1813〜1878)によって新しい時代を迎えた。すなわち「内分泌」(secretion interne)という概念を設定し，排出管のない「腺」の存在と，血液中に分泌され体内に広くいきわたって一定の器官あるいは体全体の組織に作用を及ぼし，個体の種々の機能を正常に維持するように働く物質を考えた。また，人間と環境との関わり，人間の内部環境についての新しい考えを述べた[1,3]。

　1905 年になって，この内分泌物質は刺激するものの意「ホルモン」と命名された。

　「生体が実際に存在しているのは，呼吸するものでは大気，水棲のものではその塩水または淡水の外部環境(milieu exterieur)の中ではなくて，すべての組織構成分をとりまき，それをひたしながら，循環している有機性の液体によってつくられている内部環境(milieu interieur)の中である。それは，リンパあるいは血漿，すなわち血液の中の液体成分であり，高等動物では，組織の間を通り，全体として細胞間液となり，すべての部位の栄養の源となり，さらにすべての基本的な代謝現象に共通する条件となるものである」

　「内部環境の恒常性ということは，生存の自由および独立に対する第一条件である。こういうことの起こる機序は，内部環境において，各要素の生存に必要なすべての条件を維持させるということである」

　ホルモンの研究は，20世紀に入って更に展開されるが，ベルナールの考え方は体液の成分の測定とともに具体的に証明されてきた。

　ヘンダーソン(L. J. Henderson)は「内部環境の恒常性という理論は，少数の事実から帰納されたものにすぎないが，しかし過去50年間における諸新発見や，生理学に対する物理化学的方法の導入によって，この考えは立派に基礎づけられたものとなっている」と述べ，ギャンブル(J. L. Gamble)は化学的解剖学(Chemical Anatomy)という概念のもとに「水と電解質—細胞外液の化学的構成，その生理および病理」をまとめて1944年に出版した[1]。

　すなわち，人間の体液は細胞内液と細胞外液から成り立っており，細胞外液はベルナールが主張したように生体の直接の環境をなし，原始形態の生物の外部環境であった海水に代わるものであって，本質的に今なお海水に極めてよく似ていると述べている。

　アメリカの生理学者キャノン(W. B. Cannon, 1871〜1945)は，体の外部条件が変化しても内部条件は一定に保たれることを「ホメオスターシス」(homeostasis)と名付けた。

　「人間のような多細胞性の温血動物では，独立した〈個人的環境〉を持つことにより陸地の生活に適応した。その〈個人的環境〉の組成と容積は，刻々と変化する外的状況に対応して正確に調節されている。そういう内部環境は，細胞が外界の変化に独立して生きていくための〈水でできた殻〉のようなものである」[4]

　体液は，細胞内液と細胞外液を合わせたものをいい，細胞外液は血漿と組織間液とからなり，成人において体液量は体重の約60％を占め，このうち細胞内液と細胞外液がそれぞれ体重の45％，15％を占めている。また，細胞外液では血漿が体重の5％，組織間液が10％を占めている。体液には電解質と非電解質が含まれ，電解質としてNa, K, Clなど，非電解質としてブドウ糖，コレステロールなどがある。細胞外液の電解質のうち，陽イオンの

主なものが Na^+ で $142\,mEq/l$，総陽イオンの 90% 以上を占め，陽イオンの総量はこの Na^+ の量の変化によって大きく影響される。そして，体を巡る血漿の濃度は脳にある調節中枢によって調節されていることが分かってきた。

体液の調節は，基本的には「水」と「電解質」の出納によるが，その仕組みで最も大事な臓器が「腎臓」であり，更に塩類の調節に関与するのは副腎皮質から分泌されるホルモン，主としてアルドステロン(aldosterone)，また水の排泄に関与するのは脳下垂体後葉から分泌される「抗利尿ホルモン」(antidiuretic hormone：ADH)であることが 20 世紀になって明らかにされた。すなわち，血漿 Na 濃度が低下するとオスモリセプター(osmoreceptor)の働きで抗利尿ホルモン(ADH)の分泌が抑制され水が排泄されて血漿 Na 値が正常になるように，また血漿 Na 濃度が増加すれば反対に水の貯留が起こるように働く。アルドステロンは，腎臓において Na 貯留の方向に Na 濃度を調節するように働くホルモンである。

5 億年前ともいわれる太古，海から陸へ上がった生物の 1 種としての人間は，ようやく地球の空気中にたまってきた酸素を呼吸によって体内に取り込み，食物を口から取り込んで生きてゆく―しかし生きてゆくにはどうしても体外から取り込まなければならないという「必須物」(必須アミノ酸とかミネラル，ビタミン)を残しながら―生物として出来上がったのであろう。

当時はまだ岩塩などがあまり海水に溶け込んでいない時期だったので，海水の塩類濃度＝塩からさは現在の 3 分の 1 ぐらいと想像され，それがほぼ生理的食塩水に相当する濃度と考えられる。その海水を体細胞の周りに取り込み，細胞外液の濃度を細胞の生存に適した濃度に保つ調節の仕組みが今日に至るまでに人間に備わってしまったらしい。すなわち，今の海水では塩類濃度は高すぎ，真水では薄すぎるとしても，地球上にある水を溶媒とすれば十分生命活動を営める体を人間は既に獲得したのだと考える。

文　献

1)　川喜田愛郎：近代医学の史的基盤(下)．pp. 600, 778, 929，岩波書店，東京，1977.

2)　ブライト, R. /平田清文訳：温故知新．オリオン出版，東京，1991.

3)　ギャンブル, J. /高橋忠雄，他訳：水と電解質．醫歯薬出版，東京，1953.

4)　スミス, K. /和田孝雄訳：絵でみる水・電解質．医学書院，東京，1982.

9 体液調節の仕組み

　ベルナールの人間内部環境の恒常性説，あるいはキャノンの唱えた外部環境は変化しても体内部の条件は一定に保たれるというホメオスターシスの仕組みを解明することが，基礎医学の，特に生理学，衛生学の大きなテーマとなって研究が進められた[1,2]。

　それは，人間生存の基本的条件としての内部環境の恒常性や体温調節の仕組みに関する研究の展開であった。ここでは特に体液調節の仕組みについて述べることにするが，詳細は専門書をみて頂きたい[3~6]。

　体液調節の仕組みには，水と電解質の出納が関与する。

　体内に水分が入るのは，普通は口からであるが，食道・胃を通して腸に入った場合，腸壁から吸収されて血行に入り，血漿に加わる。

　まず飲料水であるが，水を口にする行動は渇きに支配されている。通常の状態で1日当たり約1,100 ml とる。その中に塩類がどれだけ入っているかも問題である。

　次に食物中の水であるが，これは食品として，また料理した後，摂取される水分や塩類が，約700 ml とみる。また，その食物が消化管内で消化され，吸収された後，体内で燃焼して出来る代謝水(metabolic water)を300 ml とし，飲料水と合わせて計2,100 ml が，消化管を通して体内に入る水の量である。

　一方，体外に出る水分としては，尿中へ1,300 ml，糞便中へ100 ml，呼吸と皮膚からの不感蒸泄が700 ml で，合計2,100 ml となる。これが一般的な1日の水分の出納である。

　汗として体外に出る水分は，温熱調節上，汗腺から分泌される[2]。それに

伴って失われる水と塩類も問題であるが，その点については後で述べる。

　体内に取り込まれる塩類についてみると，経口的に食物と一緒に摂取する食塩($NaCl$)量が，人によっては1日1gの少量から数十gの大量までというのが現実である。

　ナトリウムイオン(Na^+)として考えると，消化管内にはこのような食事からとる外因性の食塩ナトリウムと同時に，唾液や消化管へ分泌される胃液・腸液など1日約8lの消化液中の内因性ナトリウムがあり，これらが一緒になって成人1日当たり総計約44gの食塩($NaCl$)負荷となって，腸内吸収に関与しているという。

　このような食塩が体液中の電解質となって吸収された後，ナトリウムは単独で我々の内部環境の恒常性を保つことに関与している。だが，ナトリウムは，体内で別の物質に変換するという代謝(メタボリズム)を行うわけではない。

　生体内に食塩が吸収されると，そのままでは体液の浸透圧が高くなるので，水が必要となる。理論的には，ナトリウム(Na^+)1mEqの過剰に対して水約7.2mlの貯留を，逆にナトリウム喪失時には同じ割合で水の喪失を来す。正常血清の浸透圧を280mOsm/lとすると，ナトリウム(Na^+)1mEqの動きは必ず同量の陰イオンの動きを伴う。食塩だけ入って水がそれに伴わなければ，体液の浸透圧が増してくる。浸透圧の上昇が起こると，それを感知して渇きを覚えさせて飲水を起こす部位が脳内の視床下部に存在するといわれている。飲料水を飲めば浸透圧は正常化する。また，体液量は増加する。しかし，もし水を飲まなくとも，細胞内液から細胞外液へ水の移動が起こり，調節される。このような場合，腎臓からの尿としての水分排出は好ましくないので，利尿を抑え水の透過性を支配するという抗利尿ホルモン(ADH)が下垂体後葉から分泌され，腎臓尿細管の水再吸収を多くして体内浸透圧を正常に戻すようになる。腎臓の糸球体沪過量を仮に120ml/分とすると，1日

に沪過される水の量は 170 l にも達し，血漿ナトリウム濃度を 145 mEq/l とすると，ナトリウムの沪過量は 25 Eq にもなる。しかしながら，糸球体で沪過された水の 99% 以上は尿細管で再吸収され，尿中に排泄されるのはわずか 1% 以下にすぎない。その再吸収は，ホルモンなどの諸機構によって支配されている。また，糸球体で沪過された原尿については，近位曲尿細管，近位直尿細管，細いヘンレ下行脚，細いヘンレ上行脚，太いヘンレ上行脚，遠位曲尿細管，接合尿細管，集合尿細管など腎組織のうち解剖学的部位ごとのネフロン(腎臓の組織・機能上の 1 単位)における電解質輸送が，腎機能としてのクリアランス法やマイクロパンクチャー法の開発によって研究されている[7~10]。

　逆に水やビールなどを飲めば，体液に水が多くなり，相対的に塩類濃度が低くなる。体液の浸透圧は低くなり，水を体外に出すために排尿があったほうが良いので，利尿に抗するホルモン(ADH)の分泌が 0 になることが望ましく，多尿になって調節する。

　水，食物中に含まれている塩類は，消化管内に 1 日に約 8,200 ml 分泌される消化液と一緒になって吸収される。終末物である糞便中には水分としては 100 ml，塩類としては少量含まれ，吸収された食塩総量には比較的無関係である。例えば，1 日の食塩の摂取量が 0.1~10 g にわたっていても，便中には 10~125 mg 出てくるにすぎない。従って，それ以外の，食事から摂取した塩類は，一度は体内に入ることになる。

　今，食塩の摂取量を増加させると，尿への排泄量は 2~3 日遅れで増加し，摂取量と同じレベルになる。この間，収支の差に当たる食塩は体内に蓄積され，それに応じて水分が保持されるから体重は増加する。その過剰の食塩量が腎臓における排泄能以内である限り，徐々に排泄されて，新しいバランスが取られる。反対に摂取食塩を減少させると，3~4 日のうちに，尿中への食塩排泄量はほとんど 0 にまで減少する[11]。

　腎機能が良好であれば，1 日食塩摂取量が 50 mg の場合，尿中へは 0〜35 mg 排泄され，バランスが取られる。毎日の摂取量が 150〜175 mg である場合，排泄は尿中に 3〜160 mg/日で，数カ月の間，うまくバランスが取れたという臨床観察もある[12]。

　しかし，利尿剤を用いたり，アジソン病や食塩喪失性腎炎などのような病的な状態で調節がよく行われず塩類の損失が起こり，腸炎などの下痢を来すときは便中にも塩類が喪失される。また，嘔吐をして消化液とともに塩類を口から放出するときや高度の発汗があったときには，塩類のバランスが崩れるのはもちろんである。

　正常な状態では，人間にとって過剰な食塩はすぐ排泄される。普通，ナトリウムの 250 mEq/m²/日（食塩 15 g に相当）を容易に摂取も排泄もできる。また，ナトリウム摂取を徐々に増加して適応に十分の時間を与えれば，500 mEq/m²/時（食塩 30 g に相当）あるいはそれ以上を処理できるという[3]。また 8 年来，食事中の食塩のほかに，1 日約 50 g も更に摂取していた症例の報告すらある。食塩喪失症候群だったので，原因を探求したが，脳下垂体，副腎皮質，腎臓等，特別の異常はなかった[13]。

　食塩水負荷試験を行った結果，負荷後 2 時間目〜4 時間目までの尿中ナトリウム排泄率が一定値を示したので，平均的には 1 日摂取食塩量が 13.4 g 以上あると水及びナトリウムの体内貯留は避けられないとした報告もある[14]。

　腎臓からの水排泄は極めて効率良く行われるので，腎不全の進行や，抗利尿ホルモン分泌機構の異常がなければ，水をかなり大量に飲んでも迅速かつ完全に排泄されてしまう[15]。

　体内ナトリウムが不足すると，尿及び汗中ナトリウム排泄量は非常に少なくなる。それは，常時ナトリウム不足だった原始時代に必要となった調節機構を人間が培ったのであろう。

　実際，この地球上に住む人々について資料をみるとき，食塩の摂取量には

大きな幅があるが，一般的な状態では尿への塩分排泄量から食塩摂取量を推測できると考えられ，多くの疫学調査においてはこの方法で食塩摂取量を推定し求めている。

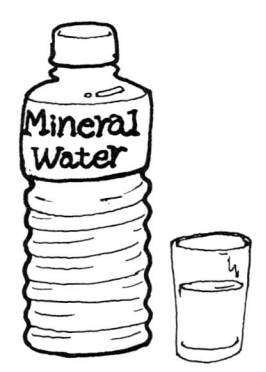

🧂 ソルトブレイク

　栄養による循環器疾患の予防についての国際医学会が昭和58年11月に京都で開かれ，我々は尿試料採取と運搬のために考案した「沪紙法」を報告した。

　沪紙の小片に尿を浸けて乾燥させれば，どこへでも郵便で送ることができ，それでナトリウム・カリウム・クレアチニンが測定できるのだから，その気になれば24時間尿であれ，1カ月でも1年でもミネラルが測定できる。

　だから，この方面で苦労している疫学者は関心を寄せたのだ。

　懇親会の翌日，広島に来ていたケーガンが

　「ドクターササキ，昨夜のパーティーは食塩が多くてお気の毒だった」と真面目に語りかけたとき，そばにいたニュージーランドから来たプライオがすかさず，「ストリップで調べたかね」と茶々を入れた。

　ここでいうストリップとは，正に沪紙の小片を指すのである。

「ストリップ第二話」より

文　献

1) 原島　進：人間有機体．金山文庫，群馬県太田市，1948．
2) 渡辺厳一：基礎環境衛生学．医学書院，東京，1969．
3) 加藤暎一，山内　真：体液バランスの基礎と臨床．文光堂，東京，1965．
4) 飯田喜俊：日常検査の基礎知識シリーズ 9，電解質検査．医学書院，東京，1972．
5) スミス, K. /和田孝雄訳：絵でみる水・電解質．医学書院，東京，1982．
6) 北岡建樹：楽しくイラストで学ぶ水・電解質の知識．南山堂，東京，1987．
7) 川村　敏：尿細管におけるナトリウム輸送．臨床生理，**7**(2)，101〜110，1977．
8) 加藤暎一，阿部信一：電解質異常 Na．臨床生理，8(1)，72〜75，1978．
9) 今井　正：腎の電解質調節機序．綜合臨床，**29**(11)，2685〜2693，1980．
10) 田部井薫，今井　正：ネフロンにおける電解質輸送．日本臨床，**41**，秋季増刊，96〜111，1983．
11) Talbot, N. B., Richie, R. H. and Crawford, J. D. : Metabolic Homeostasis. Harvard Univ. Press, 1959．
12) Dahl, L. K. : Salt intake and salt need. *New England J. Med.*, **258**, 1152〜1157, 1205〜1208, 1958．
13) 浅野誠一，山内　眞，衛藤鐐三郎，那須嘉輝，加藤暎一，国分豊明，楊　俊哲，西山保一：食塩多食症の一例．最新医学，**10**(10)，2095〜2103，1955．
14) 西牟田守：水・電解質尿中排泄に及ぼす食塩水摂取の影響．日本栄養・食糧学会誌，**36**(5)，367〜371，1983．
15) 越川昭三：水分過剰．臨床医，**4**(3)，340〜341，1978．

10　水・塩類の欠乏

　20世紀に入って，水や塩類の欠乏についての研究が進むうち，それらは同時に体内で作用し合う現象であることが医学的に認識されるようになった。出血・補液という外科的な問題，嘔吐・下痢という内科的な問題，発汗という労働衛生上の問題，世界各地に植民地をもち始めたために，現地で戦術展開する際の医学的問題にぶつかったことがその背景にあったようだ。

　この時代，人間と温度についての研究[1]が行われ，ほぼ理論的に完成した。

　また，汗の研究[2]が盛んな中で，マリオット（H. L. Marriott）は自らのインド遠征への経験を踏まえて，水と塩の欠乏についての研究を1947年に発表した[3]。

　水の欠乏，塩類の欠乏，また両者の混合した欠乏があるが，水の過不足に対しては本能的に敏感な渇機能が調節しているので，通常特別の飲水障害がない限り，純粋の水欠乏に陥ることはない。臨床的には水と塩類の混合性欠乏が多くみられ，脱水症の病態は塩類欠乏の知識なくしては正しく理解できない。塩類欠乏は健康者でも発生する。例えば，高温環境下の労働で塩類は発汗とともに皮膚から失われ，水分は口渇感により補給されるが，塩類は意識して補給を行わないと欠乏が進行し，諸症状を現す[4]。

　日常生活の中で，また労働・運動の際，一番問題になるのは，汗への食塩の排泄である。発汗の生理学を探究した久野寧の研究・見解[2]は，日本において広く引用されている。

　彼は日本人について汗中の塩化物を実測し，食塩濃度としては大体0.1～0.35%で，激暑下の過激な労働では食塩の排泄が1日30g以上に及ぶことも稀でないことを示した。そしてその現象を，発汗による体液の消耗と補

給という面から考察している。激暑下の作業などの場合，大量の食塩を補給すればうつ(鬱)熱症状を和らげ，耐熱力を増強する効果があることを示した。発汗の場合，その消耗を補給するために食塩の摂取が必要であり，盛夏の頃連日 45 g の食塩を与えた実験でも，何ら症状を示さなかった例を示した。久野は「臨機の食塩投与は試むべき一方策といいうるのであって，ただしその使用量は，労働の程度・持続と個人的耐性を配慮して選定しなければならぬ」と述べてはいるが，一般には汗に塩分が出るから，汗をかくときは食塩が必要だと考えたのではないだろうか。

　また，日本人に比べて熱帯に住むミクロネシア人は汗の塩分含量が少ないが，この理由として，日常の摂取食塩量と関連しているとは考えず，熱帯風土への順化，鍛錬効果の現れであるとしている。マリオットも，インドの現地人や長期滞在者は汗の塩類濃度が低かったと記載している。

　日本における汗についての生理学的研究[2]は，1939〜1944 年にかけて報告された。日本人の食塩需要量を求める資料として，1 日 40 g にも及ぶ高熱重筋労働者の食塩摂取量が示されたが，「蓋し食塩喪失を補償せんとする根強い生理的欲求に導かれるからであろう」とある[5]。

　このような日本独得の研究の成果が，日本人の汗と食塩との関係について，「常識」をつくったらしい。

　しかしこれらの研究は，副腎皮質ホルモンに塩類調節機構があるという研究結果がもたらされる前になされたので，最近の知見に基づいて汗と食塩との関係を見直すべきであろう。

　すなわち，コン(J. W. Conn)が汗の塩類濃度を副腎皮質機能の臨床に応用できる指標として考え，暑熱に対する順化について述べたのが 1949(昭和24)年であり[6,7]，「Primary　Aldosteronism」の報告を初めて行ったのは1954(昭和 29)年である[8]。

　これらの研究によって，塩類保持ホルモンとしてのアルドステロンが，腎

臓だけでなく汗腺にも作用していることが分かった。

　コンは，食塩摂取量を減らすと汗への塩分排泄も減少することを観察し，これはアルドステロンのような塩類保持作用をする副腎皮質ホルモンの増加による順応作用であると考えた。

　十分暑熱労働に慣れた人では，毎日 7 l の汗をかくような場合でも，食事中食塩の摂取合計を 1 日 20，11，6，1.9 g と変えた場合の尿と汗への塩分排泄を観察すると，変えた初日に尿への排泄が減少し，汗の排泄は少し遅れて 24～36 時間たって減少し，変化の後の食塩摂取と排泄のバランスが成立した。汗の塩類濃度の変化の遅れは，副腎皮質ホルモンが作用するまでに要する時間的なずれに相当するようだ。また，これは長期にわたって食事中の食塩を減らす場合にも起こり，コンは健康な，1 日 5～9 l の汗をかく人では，1 日 1.9 g の食塩摂取で塩類のバランスがとれるとしている。この場合，尿へは 1 日 50 mg の塩分しか排泄されていない。このような能力は人によって異なるが，汗の塩分は普通 1 l 中数 g なのに，0.1 g にまで薄くすることが可能だと述べている。

　人体の発汗に際して失われる塩分を保持する機構が働く仕組みを知ることは，発汗があったらすぐ食塩を補給するという単純な対応策より，もっと人間の能力を高めていく方策もあることを示唆するものであろう。

　もちろん，このような順応が不完全であったり，急激な発汗などによって塩分が失われる場合に食塩の補給が必要なことはいうまでもない。

　最近の発汗の生理学について大原孝吉も「したがって中等度の発汗による水分損失は単に水分のみ補給すればよいが，大量発汗による塩分損失量が大であるときは，水分，塩分ともに補給することが必要である」と述べている[9]。

　「汗をかくから塩分を補給する」は間違い生理学であるという記事が一般向けの健康雑誌に登場したのは昭和 61 (1986) 年であった[10]。

　1991 年，西牟田守は運動時の汗中ミネラル濃度について検討し，1 日食塩摂取量として 6 g の条件で，10 g の場合と比較している。運動・発汗時の汗へのナトリウム排泄が抑制されることを認めたが，このような場合のカルシウム濃度が高くなることから「慢性的な低ナトリウム食の場合には，骨代謝に悪影響を及ぼしているのではないか」「汗中のナトリウム排泄に抑制機構が発動したことは，食塩 1 日 6 g の食事は必要量を満たさない食塩欠乏食と解釈できるので」として，食塩の摂取不足が健康阻害因子の 1 つである可能性もあるとした[11]。

　長期の低食塩食に害がないとする説は，ドールの代謝実験とか低食塩食で生き続けてきた人々の観察で認められたが，習慣的に高食塩食で育ってきた人々にとっての低食塩食での労働，運動時の発汗の問題については，更に観察を積み重ねる必要があろう。

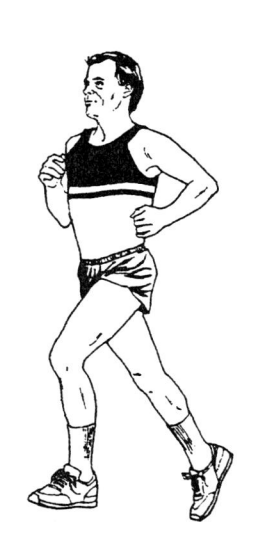

文　献

1)　ウインスロー＆ヘリングトン/北博正，竹村望訳：温度と人間．医歯薬出版，東京，1966．
2)　久野　寧：汗．養徳社，奈良県丹波市，1946．
3)　Marrriot, H. L.：Water and salt depletion. *British Medical J.*, **1**, 245～250, 285～290, 328～332, 1947．
4)　平田清文：水と塩の談義．臨床栄養，**35**(5)，538，1969.
5)　斉藤　一：日本人の食塩需要量．労働衛生，**22**，215～220，1946．
6)　Conn, J. W.：Electrolyte composition of sweat. *Arch. Int. Med.*, **83**, 416～428, 1949．
7)　Conn, J. W.：The mechanism of acclimatization to heat. *Advances in International Med.*, **3**, 373～393, 1949．
8)　吉永　馨：Conn 症候群とは．新薬と治療，No. 213，12，1976．
9)　大原孝吉，奥田宣明：発汗の生理学．日本臨床，**41**，秋季増刊，238～248，1983．
10)　「汗をかくから塩分を補給する」はまちがい生理学．栄養と料理，**52**(8)，58～63，1986．
11)　西牟田守：ナトリウムの必要量．医学のあゆみ，**156**(3)，224，1991．

11 血圧との関わり

　東西の医学において「脈」の認識は，人々の触覚によって早くからあった。動脈硬化のことをスクレローゼ(sclerosis)というが，語源はギリシャ語のskleros(硬い)，-osis(状態)であり，また中国の「黄帝内経」に食塩をとりすぎると脈行が悪くなるという記載があることは前に述べた。

　しかし「血圧」という概念は，生理学の研究が展開される中で認識された。

　1711年頃からヘーレス(S. Hales, 1677〜1761)は動物の動脈に管を刺して，血液が血管壁に圧をかけていることを観察した。動物の大きさによって，また興奮したり，出血したとき，左心室の鼓動によって血圧が違い，温かい水が圧を緩め，冷たい水，キニーネ，肉桂やアルコールは細い血管を収縮させるなどの影響があることに気が付き，その観察の結果を1733年に発表している。血圧測定の手法からいえば，血管に直接管を差し込んで血圧を観察するから，直接的・観血的方法である。

　脈について，体外から間接的に圧をみる脈圧計(sphygmomanometer)での血圧測定はバッシ(S. von Basch, 1837〜1905)に始まり，正常値は水銀柱で135〜165 mm(135〜165 mmHg)であり，先に述べたブライト病の場合，血圧値は200 mmを越えることが1880年記載された。リバロッチ(S. Riva-Rocci, 1863〜1937)は，初めて触診によって最大血圧値を知り，臨床に応用できる簡便な水銀血圧計を1896年に発表した。その測定原理は現在に引き継がれているが，上腕に巻くゴムの袋(ドイツ語でマンシェッテ，英語でカフ)の幅が5 cmと狭かったのを，レックリングハウゼン(H. von Reckling-hausen)は11〜13 cmに増やすことによってより正確な値を得ると述べた。コロトコフ(N. S. Korotkov, 1874〜？)は，聴診器を上腕の窪みの脈どころ

に当てて「リバロッチのカフを上腕に巻き，完全に循環が止まるまで圧を上げてから，圧を下げてくると，はじめはなんの音も聴こえないのが，あるところへくると，はじめて短い音が現れ，これが最大血圧に相当し，…」と，聴診器によって最大・最小血圧を知ることのできる測定法を1905(明治38)年に発表した。この方法は，血管に直接管を入れることと違って非観血的で，聴診法による間接的な測定方法であった。臨床にすぐ用いられる優れた方法だったので，速やかに全世界に広まった[1~3]。

このような血圧測定法の前提には，ハーヴィー(W. Harvey, 1578~1657)の血液循環の理論(1728年)，レンネック(R. T. H. Laennec, 1781~1826)の聴診器の考案(1819年)があったことはもちろんである。

臨床医学の分野で血圧測定が行われるようになると，まず前述の腎疾患としてのブライト病における高い血圧が問題になったようだ。

1898年，チーゲルシュテット(R. Tigerstedt)とベルグマン(P. G. Bergmann)がウサギに静脈注射して血圧の変化を調べていたところ，他の臓器抽出液では変動しないが，腎抽出液では明らかな上昇があることを認め，この昇圧物質をラテン語の腎臓(ren)に因んでレニン(renin)と命名した。

その後の研究の展開によって，レニン・アンジオテンシン系の確立など，レニンと高血圧の関連が解明されることになった[4]。

腎動脈血圧が低下すると，腎臓からレニンが分泌され，血液中のアンジオテンシノーゲンに作用してこれがアンジオテンシンⅠとなり，更に転換酵素の働きでアンジオテンシンⅡとなる。これが副腎皮質からのアルドステロン分泌を上昇させ，腎尿細管でのナトリウムイオンの再吸収を増し，細胞外液の同イオンと細胞外液量が増加，血圧が上昇し，正常になると考えられている。

また細胞外液中のナトリウム過剰は，反対にアルドステロンの分泌低下を起こし，腎尿細管のナトリウムの再吸収がなくなり尿に排泄されて，細胞外

液量の調節をするという。

　1934 年に至り，ゴールドブラット(H. Goldblatt)らはイヌの腎動脈を狭くすると血圧が徐々に上がることを発見し，実験的な高血圧動物の作成に成功した。

　病変が高血圧性心血管病として認められるには，血圧の上昇・心肥大・血管の変化の 3 つが揃うことが必要であるが，種々の実験的高血圧症[5]が検証された。副腎皮質に関係した実験高血圧症，例えばステロイドとして DCA (desoxycorticosterone)などと食塩との関連が検討される中で，食塩投与のみで動物に高血圧症を起こす食塩性高血圧(salt hypertension)の報告がされたのは 1950 年以後である。

　サピルスタイン(L. A. Sapirstein)らは，ラットに 1.5〜2.5% の高張食塩水(NaCl)を飲ませると高血圧症を起こすことを報告した。この研究は，飲料水の代用として腎臓調節機能に負担(tax)となるのに十分な濃度の食塩水を動物に与えると，細胞外液の動揺は増し，高血圧が起こるかもしれないという仮説を試みるために計画された。その結果，6 週間の実施期間内の 1〜4 週間で高血圧が起こり，心臓や腎臓が肥大した。このように，高張食塩水を与えるだけで，簡単な金のかからない実験的高血圧を起こす方法が報告された[6]。

　日本でもサピルスタインの報告とは関係なく，奥津国福は食塩性高血圧について 1950 年に報告している。それは当時，高熱作業者，重筋労働者に対して食塩摂取が奨励され，鉱山労務者に至っては 1 日 50 g 近い食塩をとるという過剰摂取が長期にわたることが果たして何ら障害を残さないかどうかの研究が出発点であったと述べている。家ウサギに体重 1 kg 当たり 2 g の食塩を連日摂取させたところ，約 30 日目頃から血圧が上昇することを認め，これを「食塩性高血圧」と命名した[7]。

　メネリー(G. R. Meneely)らは 1952〜1954 年にかけて，慢性食塩中毒につ

いての研究を報告している。ネズミに大量の食塩を与えた場合の腎臓の障害，また飼料の食塩濃度と最高血圧との間に高い相関があることを示した。すなわち，飼料中 0.15%の食塩を含む場合を対照として，0.01%の低食塩食，2.8，5.6，7.0，8.4，9.8%の食塩を含む飼料を与え，飼料と水は自由にとらせるという実験であった。この成績は，原因(cause)と影響(effect)との関連をよく示したものとされた[8]。

血圧を維持することは生命保持に必要な条件であり，特に出血などによる血圧低下は問題であり，血圧の生理的調節機能について研究された。

ガイトン(A. C. Guyton)ら[9]は，多くの異なる調節機構によって或るものは速やかに或るものはゆっくり，それぞれの血圧の平衡状態を保つようフィードバックされてはいるが，長期にわたって血圧を維持するためには，腎臓の水分と食塩排泄能，生体の水分と塩分摂取の絶対量の相互関係が重要であると考えた。このような生体恒常性維持機能の仕組みの解明が，現代循環生理学の中心課題で，今後も更に詳細に検討・解明されることになるであろう。

日本で血圧測定が行われるようになったのは，明治の終わりから大正にかけてであった。臨床的に患者の血圧を測定するだけでなく，血圧の生理学的研究，病理学的研究，実験的高血圧研究が行われ，また同時に，当時展開中の内分泌学との関連が検討された。臨床医学的には高血圧患者の予後が検討され，生命保険事業の一環として生命保険医学による血圧との関連が研究され，また広く人類学的分野への血圧の応用と同時に，疫学的分野で高血圧の研究は展開されることになった[10]。

疫学的研究については後で述べるが，欧米では心臓疾患として動脈硬化性虚血性心疾患との関連，日本では脳血管疾患として脳溢血(脳卒中)の疫学的研究が展開される中で，血圧，特に高血圧について，研究が展開された。

我々が疫学的研究を開始したのは昭和 29 年であるが，この時点での「高血圧」について，日本における定義・統計と病理・病因・診断・経過及び予

後をみると，次のように記載されている[11]。

「高血圧症とは心腎脈管の系統疾患の１つで，血圧が最高，最低において異常に高いということがその疾患の中心症状となっている。普通その経過は非常に緩慢で10年以上に及ぶが，中には比較的迅速な経過をとって1〜2年以内の短日月で死亡の転帰をとるものもある。前者は良性高血圧症，後者は悪性高血圧症といわれる。その区別は主として眼底所見に目標がおかれている。

死の転帰は卒中，心不全，腎不全であり，悪性の際は主として急性腎不全である」といい，「高血圧というものは１つの症状にすぎない。だから他の症状の場合と同じように，その原因はいろいろでありうる。しかし今日その原因の分かっているものは極一部で，ほとんど大多数のものはその原因は皆目分からない」とし，腎性疾患，脳神経疾患，最近とみにその重要性が注目され出したのは色々な内分泌性疾患だとしている。

その中で浅野誠一は，食事療法について，食塩制限が治療上有効であるとした「牛乳療法」「ケンプナー(Kempner)の米果実砂糖食事」を紹介し，食事のうち，摂取量の制限を行って高血圧を治療する可能性があるものはナトリウムだとしている。要約すると，ナトリウムの制限を行って効果をあげるためには極めて厳格なことが必要で，患者の約半数に効果があるが，その実施は極めて困難である。従って，低塩食療法を一般に行うことは可能性も必要性も乏しい。しかし，ナトリウム過剰は血圧を上げるので，食塩摂取は厳しい制限が必要で，また他の治療に反応しない高血圧患者に対しては低塩療法も有効な手段であろうと述べている。

昭和29年頃というと，日本でも「高血圧」「高血圧症」を１つの実存する疾病(a disease entity)とするかが論議されていた時代である。

ピッカリング(G. W. Pickering)が，高血圧という疾病は正常状態からの量的な偏位にすぎず，質的なものでないという考え方を述べ[12]て，国際的に

論争を駆り立てたときであり，我々が「血圧論」[13]を昭和38年の日本医学会総会のシンポジウムで報告したときも未だ標題は「高血圧症」であった。

　昭和37年に発行された「高血圧全改訂版」には，その後進展した疫学調査研究による食塩と高血圧との関連が紹介された。

文　献

1)　Ruskin, A. : Classics in Arterial Hypertension. C. C. Thomas, Springfield, 1956.

2)　川喜田愛郎：近代医学の史的基盤(下)．p. 934，岩波書店，東京，1977．

3)　佐々木直亮：循環器疾患，A．高血圧/藤原元典，他編：総合衛生公衆衛生学．南江堂，東京，1978．

4)　国府達郎，山本研二郎編：レニンと高血圧．メディカルトリビューン，東京，1986．

5)　曽我部博文：実験高血圧症入門．英光堂，東京，1968．

6)　Sapirstein, L. A., Brandt, W. L. and Drury, D. R. : Production of hypertension in the rat by substituting hypertonic sodium chloride solutions for drinking water. *Proc. Soc. Exper. Biol. & Med.*, **73**, 82～85, 1950．

7)　奥津国福：食塩性高血圧に就いて．日本生理学雑誌，**12**，362～367，1950．

8)　Meneely, G. R., Tucker, R. G., Darby, W. J. and Auerbach, S. H. : Chronic sodium chloride toxicity in the albinorat. *J. Exp. Med.*, **98**, 71～79, 1953．

9)　Guyton, A. C., Coleman, T. G., Cowley, A. W., Scheel, K. W., Manning, Jr. R. D. and Norman, R. A. : Arterial pressure regulation. *Amer. J. Med.*, **52**, 584～594, 1972．

10)　佐々木直亮：日本人の高血圧─疫学の成果と展望．日本保険医学会誌，**79**，59～92，1981．

11)　前川孫三郎，他：医学シンポジウム第5輯「高血圧」．診断と治療社，東京，1954．

12)　Pickering, G. W. : The nature of essential hypertension. p. 3, J. & A. Churchill, London, 1956．

13)　佐々木直亮：血圧論．弘前医学，**14**(3)，331～349，1963．

12 高血圧の食事療法

　臨床医学上，高血圧と食事療法との関わりで特に食塩制限が治療に有効であることが示されたのは「牛乳療法」である。高血圧症に対する食塩制限は1904年，アムバート(L. Ambard)とブジャー(E. Beaujard)に始まり，確立したのは1920年，アレン(F. M. Allen)以後といわれている[1~3]。

　アムバートらは，高血圧患者に対して食塩1日3g減塩食にすると，14.5gの場合と比較して，血圧は下がり，制限をやめると血圧が上昇することを発見した。当時，食塩制限はクロール(Cl)制限とみていた。クロール制限がいつも血圧を正常に戻すわけではないが，腎炎患者で持続性の重症高血圧に発展するのは防げるとした。

　アレンらは，浮腫を伴った心疾患患者に厳重な食塩制限を行った結果を報告した。このとき，高血圧の改善が著しかったので，浮腫のない高血圧にまでこの治療法は拡張できたと述べた。

　1928年，アジソン(W. L. T. Addison)はカナダ医学会誌で，食塩を与えると血圧は上昇し，塩化カリウムを与えると血圧は下降するという臨床観察を報告し[4]，「この大陸に高血圧がよくあることは，カリウムの少ない食事をとり，調味料として，また肉の保存に食塩を用いすぎることもあるという概念に強いられる」と述べた。

　しかし一般に，食事療法は腎疾患に対しては有効であるが，高血圧症に対しては何の価値もないと考えられていた。

　1936年，日本でも大森憲太は「食餌療法」を報告した[5]。その中で「幾瓦の食塩が1日量として最適なりや否やという事は未だ信頼すべき数字がない」という説を引用しているが，習慣的食塩摂取量を超過した場合，健康人

にとって有害か否かは非常に難しい問題だと述べている。しかし，或る種の心・腎疾患においては排泄障害があり，食塩を厳禁または制限しなければならないと述べ，通常1日食塩摂取量が17〜24gといわれていた日本人の減塩食について報告している。このときまた，じゃがいも療法，バナナ療法のあることも紹介している。

　高血圧症に対する食事療法の革新は，ケンプナー(W. Kempner)によって1944年にもたらされた[6]。

　ケンプナーの食事は米果実砂糖食事(rice-fruit-sugar diet, rice-fruit diet, あるいは rice diet)で，今までの食塩制限食よりはるかに厳格なものであった。米と加工しない果実，果汁及び砂糖と，これに各種のビタミンを加えたもので，15〜25gのたんぱく質，4〜6gの脂肪，460〜470gの糖質，0.25〜0.4gのナトリウム，0.1〜0.15gのクロール，果汁700〜1,000 ml で，エネルギーは約2,000 kcal であった。この食事を2カ月以上与えて，その観察例数を増して報告した。

　このケンプナーの米食療法は，高血圧の治療に大きなセンセーションを巻き起こしたが，食塩制限があまり厳格だったことや，低たんぱくであったことなど，賛否こもごもの批判が展開された。

　大学卒業間もなくロックフェラー研究所に入ったドール(L. K. Dahl)は，このケンプナーの米食療法がなぜ高血圧に効果があるのか代謝研究を行い，報告した[7]が，後には特にナトリウムとの関連を追究することになった。

　1950年，高血圧症と食事については既に100年来論じられているが，と総説をまとめたチャップマン(C. B. Chapmann)らは，ケンプナーの米食療法など多くの減塩療法について紙面を割いている。クロールかナトリウムかの問題にも触れ，食塩摂取の増加によって血圧が上昇する症例もあるが，減塩の危険性も述べ，食塩の制限が独立して高血圧患者の血圧を下げるわけではないと結論づけた[8]。

　1951 年，日本では中沢房吉によって臨床的方面の「高血圧病」が報告され[9]，「総ての高血圧の 90% を占める高血圧症の本態に関しては過去数十年にわたる世界の学者の撓ゆまざる努力にも拘らず今日未だ暗黒のうちにある」と述べた。しかし，同時に行われた秋田県農村，岩手県農村での高血圧病と環境との関連を調査した研究によって「食塩の過剰摂取は血圧亢進のかなりの有力な一因と見做すことができよう」と述べた。

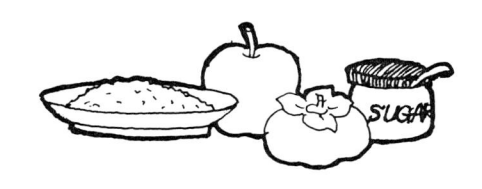

文　献

1)　浅野誠一：食餌療法(医学シンポジウム第五輯高血圧). p. 217，診断と治療社，東京，1954.

2)　Ambard et Beaujard : Causes de l' hypertension arterielle. *Arch. Gen. de Med*., **1**, 520〜533, 1904.

3)　Allen F. M. : Arterial hypertension. *JAMA*., **74**, 652〜655, 1920.

4)　Addison, W. L. T. : The use of sodium chloride, potassium chloride, sodium bromide, and potassium bromide in cases of arterial hypertension which are amenable to potassium chloride. *Canadian Med. Ass. J*., **18**, 281〜285, 1928.

5)　大森憲太：食餌療法. 日本医事新報，**713**，1591〜1664, 1936.

6)　Kempner, W. : Treatment of kidney disease and hypertensive vascular disease with rice diet. *North Carolina Med. J*., **5**, 125〜133, 1944.

7)　Dole, V. P., Dahl, L. K., Cotzias, G. C., Eder, H. A. and Krebs M. E. : Dietary treatment of hypertension. Clinical and metabolic studies of patients on the rice-fruit diet. *J. Clinical Investigation*, **29**, 1189〜1206, 1950.

8)　Chapman, C. B. and Gibbons, T. B. : The diet and hypertension. *Medicine*, **29**, 29〜69, 1950.

9)　中沢房吉：高血圧病(臨床的方面). 日本内科学雑誌，**40**，487〜509, 1951.

13 疫学的アプローチ

　「疫学」は，欧米でいうエピデミオロジー(Epidemiology)に相当する用語とされているが，近代的な歩みは，ロンドンのコレラの原因を「患者の放散する毒気を吸入するため」ではなく「飲料水を媒体として人から人へと伝播するものであること」を見事な「疫学的研究」によって1854年に明らかにしたスノー(J. Snow)に始まるといわれている[1]。

　人々の疾病原因として「細菌説」が登場し，20世紀に入ってからは栄養素としてビタミンなどの「栄養不足説」が登場し，疾病の成因は「多要因疾病発生論」によって考えられるようになった。

　医学の展開という歴史の中で，古くから人々の生活と健康との結び付きを考える疫学的な発想がなかったわけではないが，今までは個々の疾病という症例を出発点として臨床医学的接近が図られ，症例毎に，また患者の病変部分への病理学的接近によって，その原因を追求し，病気の解明がなされてきた。

　疫学的といえば，個々の症例に関する臨床的な研究と違って，背景にある人々について考えなければならない。つまり，ある疾病の「分布」を研究し，その分布を「規定する因子」を追求する。疫学は人間の集団について，その人々の疾病頻度や分布を探り，疫学独特の手法を用いて接近してゆくのである[2]。

　疾病は既に出来上がった病像だが，疾病が自然に成り立っていく「自然史」(natural history)が次第に判明してくるにつれ，いわゆる健康な人々が病気になっていく問題が取り上げられ，それを明らかにすることがまた「疫学」の役目と考えられるようになった[3]。

　今までの学問の成果によって，特に伝染病の予防原理が分かり，いわゆる先進国ではその成果に基づく社会的施策が「公衆衛生」の努力によって実行に移されると，人々は予防可能な病気にはかからず，死亡しなくなるから，疾病構造が変貌を来した。

　その結果，まだ成因も予防方法も分からない疾病として，悪性新生物，心臓病など循環器疾患の問題が浮かび上がり，その治療だけでなく，成因・予防について医学的関心が集まり，また疫学的研究もそれらの疾病について展開されることになった。

　日本においては昭和初・中期，結核による死亡が大きな問題ではあったが，壮年以後の「脳溢血」(現在では脳卒中あるいは脳血管疾患という)死亡が最高位にあることは見過ごせないと，日本人の脳溢血についての総合研究が昭和16(1941)年に始まった。

　当時は「疫学」という言葉がまだ一般的に用いられていなかったので，脳溢血の成因について研究を展開した近藤正二らは「衛生学的研究」[4]としていたが，この研究は日本における循環器疾患の「疫学的研究」の最初と考えられる。

　近藤らは，脳溢血の成因についての衛生学的研究で「脳溢血死が60歳以上とか70歳以上とかの比較的高年齢者に多いのか，それとも比較的若い年齢の脳溢血が多いかを明らかにすることが医学的にも社会的にも重大な意義を有す」という見方から死亡率を分析した。秋田県には，50歳未満若しくは60歳未満の脳溢血死の極めて多い村が多数あり，同時に地域差があった。そして関連ある因子として，内因としては素質・家系があり，脳溢血の多いことと気候寒冷，飲酒でも特に濁り酒飲用の風習は関連があり，海岸の漁村に脳溢血が少ないのは海藻を常に食べていることと関連があるのではないかとし，米の大食は着目すべき重要な問題であると述べた。

　その研究の中で初めて，食塩過食の問題について次のように触れている。

　「なお 1 つ注意すべきは，米の大食が食塩の過食を伴ふことである。米の大食は即ち米の偏食を意味し，殊に 7 合以上の如き大量の白米食を食する為には自然塩辛きものにて，口を刺激することが必要となるので，栄養上身体が要求するよりも遥かに多くの食塩を食用する食習慣を作る結果となる。之が脳溢血の成因に対し恐らく間接的に関与するものと思ふ」[4]

　近藤は，日本各地域単位としての村において，その人口に対して 70 歳以上が何％生存しているかという「長寿者率」の差を研究の手掛かりとした。脳溢血については 20〜59 歳までの壮年期に死亡する割合の差に注目し，日本国内でも地域差があって東北地方では極めて死亡率が高いことを認めた。また，単に脳溢血の病名で多くが死亡するという量的な評価だけでなく，若い働き盛りの年齢層が多い壮年期死亡率といういわば質的な評価をした。そして，脳溢血が食生活では米の偏食・大食と関わっている点を指摘し，その中で食塩の過食について触れたのであった。

　近藤は，長寿と食生活との関連を重要視してはいたが，特に食塩との関連に重きを置いてはいなかったようだ[5,6]。

　この研究は，実地に人々の生活を観察し，脳溢血と食生活との関連を考察したところに重要な意義をもつが，疫学的研究の方法論からいえば記述疫学 (descriptive epidemiology)[7] の手掛かりが与えられたにすぎないのであって，結論が出たわけではなく，更に研究を進めなければならなかった。

　1952 年，秋田県衛生部で高血圧調査が始まるが，長年，生理学的研究として特に食塩と副腎機能との関連を調べていた福田篤郎らが，秋田県農村で高血圧の実態調査と食塩摂取量の実測を行った。すなわち，秋田県農村では高血圧者の頻度が高いことを報告し，293 人の尿中クロール排泄量から食塩摂取を 1 日平均 26.3 g と推定した[8]。

　しかし，福田はこの秋田県農民に行った研究結果について，塩分排泄量と人々の血圧との間に何ら相関関係がなかったことから「食塩過剰摂取に高血

圧症に対する疾病論的意義を認め得ない」という見解を述べた。この点について著者は，公衆衛生学的な立場から批判を加えた[9]。

　福田の見解は，或る集団内で或る一時期における尿中排泄塩分量から算出した食塩摂取量と，測定血圧との間に相関関係が認められないという観察結果から導かれた。このような見方・考え方はその後，国の内外を問わず各地で多くの研究者から報告されることになり，食塩説を否定する根拠として引き合いに出された。

　我々は1954年，「東北地方住民の脳卒中ないし高血圧の予防に関する研究」を開始したが，脳卒中死亡率の分析を始めると同時に東北各地方集団について血圧測定と生活諸条件の調査を行い，住民の血圧の実態とそれに影響を与えていると思われる諸因子を考察した。例えば，冬の生活温度環境を支配する住環境の意義，また食生活，特に食塩過剰摂取の問題，青森県津軽地方が中心となって栽培しているりんご摂取との関連をナトリウムとカリウムの比からみるといった問題について研究・報告した[10,11]。

　日本における一般住民の高血圧頻度と食塩摂取量との関連を示した福田や我々の資料は，1960年，ベルンで開かれた本態性高血圧に関する国際シンポジウムにおいてドール(L. K. Dahl)により，人間の高血圧と食塩との関連をみた疫学的事実の1つとして引用・報告された[12]。

　すなわち，秋田では食塩摂取量が多く高血圧者頻度が高く，広島，アメリカ，太平洋の島々，アラスカでは食塩摂取量が少なく高血圧者頻度が低いというように，それぞれの地域で人々が日常摂取している食塩量と高血圧者出現率には相関があることを示したのであった。

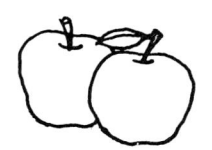

ソルトブレイク

　日本のホテルで，私からドール先生に「これは今日のアペタイザー」と言って食塩と高血圧との関係をグローバルにみたらどうなるかというメモを渡して天ぷらをごちそうし，先生夫妻からコーヒーをごちそうになるということでお会いしたのが最後であった。

　先生が亡くなられたというニュースを聞き，「死期迫るとき，科学的遺言のように」と書かれた先生の最後の論文をみてからもうだいぶたってしまった。惜しい方を早く亡くしてしまったものだ。

　先生のお墓参りをしたいと思って場所を問い合わせたところ「ドール先生の遺志により，アラスカの生まれ故郷の山に遺灰を撒きました。」ということだった。

　そのアラスカの山とは，ドール先生の父上がその地方たった1人の医師として診療していたところであった。

「ドール先生その後」から

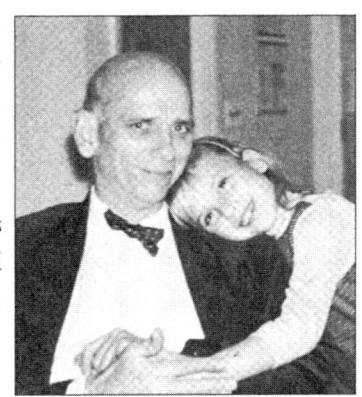

ドール先生と娘さん(1965 年 12 月 9 日)

文　　献

1)　佐々木直亮：疫学的アプローチ．日本医事新報(ジュニアー)，**148**, 15〜16, 1976.

2)　MacMahon & Pugh/金子義徳，額田粲，廣畑富雄訳：疫学—原理と方法—. 丸善，東京，1972.

3)　Morris, J. N.：Uses of epidemiology. E. & S. Livingstone, Edinburgh, London, 1957.

4)　近藤正二，加藤勝男：脳溢血の成因に関する衛生学的研究/西野忠次郎編：脳溢血．pp. 63〜71，丸善，東京，1948.

5)　近藤正二：日本の長寿村・短命村．サンロード出版，東京，1972．

6)　佐々木直亮：食塩をめぐる人々．日本医事新報，**3300**, 97, 1987．

7)　Holland, W. W. and Gildwedale, S. : Epidemiology and health. Henry Kimpton Publishers, London, 1977．

8)　福田篤郎：秋田県農村高血圧に就て．千葉医学会誌，**29**, 490〜502, 1954．

9)　佐々木直亮：脳卒中頻度の地方差と食習慣「食塩過剰摂取説の批判（福田）」の批判．日本医事新報，**1955**, 10〜12, 1961．

10)　弘前大学医学部衛生学教室業績集，2〜12 巻，1956〜1985．

11)　佐々木直亮：りんごと健康．第一出版，東京，1990．

12)　Dahl, L. K. : Possible role of salt intake in the development of essential hypertension./Bock K. D. and Cotlier P. T., eds. : Essential Hypertension., pp. 53〜65, Springer-Verlag, Berlin, 1960．

14 食塩摂取の多い人々

　日本人の習慣的食塩摂取量について，昭和11年までの報告例を平均すると，食物中食塩は24.9g，尿分析による尿中塩分排泄量は21.9gであった[1]。

　また，過去の食生活の資料を検討すると，昭和10年の食塩消費量は，秋田で34g，大阪で25gで，秋田における食塩摂取の特徴は味噌と塩蔵食品の多食にあることが分かった[2]。

　昭和の初め，前に述べたように食塩摂取への関心は激暑または重筋労働下における発汗との関わりに集中し，食塩摂取は合目的的であると考えられていた。

　すなわち，日本人の食塩需要量についての資料の中で，農山村住民においては需要量も多く1日平均20〜25gで，最大40gにも及ぶこと，食塩が味噌・しょうゆ・漬け物などの形で重要な栄養素をなしているが，都市居住者においては摂取量10g内外と推測された[3]。

　また，北満州*在住民の栄養については，満州人，開拓民で冬季食塩摂取量が増し[4]，この季節変化は室内温の低下と関連があるとされた。食塩摂取によって人間の基礎代謝は亢進し，自覚的にも温暖感，食欲増進，精力充実感が得られ，耐寒力が増し，耐凍傷力の増進もあるという研究報告があった[5]。

　昭和25(1950)年当時，日本人の栄養摂取基準量(正しくは平均栄養所要量か)として示された食塩量は1人1日13gであった。この食塩量が全栄養素摂取基準量の約2.6%に当たることについて，他の栄養素の利用効率を高め

---

　* 満州：中国北東部の旧称で，現在は西は今の内モンゴル自治区，東北は黒竜江，吉林，遼寧の3省に当たる。

るために適正であるかどうか検討も行われ，食塩量が 5% 以上と多くなると不利だが，2.6% の食塩摂取 13 g の基準量は，15% に当たるたんぱく質 75 g 食事の栄養効率に対して有利だと報告された[6]。

東北地方住民についての脳卒中・高血圧の研究が進むうち，食塩多量摂取の影響が近藤，中沢らによって推測・示唆されたが，その実態が初めて明らかにされたのは昭和 27 (1952) 年であった[7]。

すなわち，昭和 26〜27 年に福田篤郎らが行った秋田県農村における高血圧調査の一環として，農民 293 人の 24 時間蓄尿によって，尿中クロール濃度から塩分排泄量を求め，成人 1 人 1 日 10 g から 50 g 内外，平均 26.3 g と食塩摂取量を測定し，1 日 30 g 以上の多量摂取者が 37% もいることを明らかにした。また同時に，高血圧者が多いことも明らかになった。

その後，日本各地において高血圧に関する疫学研究が広く行われるようになり，食塩摂取量についても報告されるようになった。

我々は，昭和 29 (1954) 年に「東北地方住民の脳卒中ないし高血圧の予防に関する研究」を開始し，脳卒中死亡率と血圧水準の相違や生活の差，特に食塩摂取と関連があると推測したのは前章でも触れた[8]。

農民栄養調査によって，東北地方農民は 1 日 27 g の食塩を摂取していることを示し[9]，また尿について炎光分析を応用して，ナトリウム・カリウムの摂取の実態を明らかにし，食生活におけるナトリウムとカリウムの比 (Na/K) の検討が必要だとした[10]。

日本各地における食塩摂取の実状は次第に明らかになり，疫学面よりみた食塩と高血圧にまとめられ[11]たが，国際的にみても日本では極めて多量を日常摂取している。

日本における食塩摂取や高血圧の実態が国際的に有名になり，そのうちでも東北地方住民の血圧測定値は国際的に極めて高く，また同時に食塩を多量摂取している実状は，生理学的に血圧調節機構を検討していたガイトン（A.

C. Guyton)らによって慢性的な食塩多量摂取が高血圧に及ぼす影響を示す点で反駁できない(irrefutable)研究報告であると引用された[12,13]。

　臨床的・実験的研究においても，食塩摂取の問題に興味がもたれた時代であったが，国際的に，日常摂取されている食塩が日本ほど多量な例はほとんどなかった。

　アメリカにおける食塩摂取量が平均10g程度という中で，バハマ島原住民の食塩摂取量と高血圧について，モーサー(M. Moser)らの1959年の調査報告[14]は注目を浴びた。

　原住民の食生活は主として豆，粗びき穀物，米，魚から成り立っているが，たんぱく質源の肉や乳製品はほとんどないか少なく，食物は塩の入った豚脂(ラード)で揚げ，魚は塩を振り天日で乾かして保存していた。更に，飲料水のナトリウム濃度がアメリカでは平均0.3〜0.4 mg/dlなのに，この島の井戸水では100〜150 mg/dlと極めて高い。住民の尿24時間排泄量から推測すると1日当たり15〜30gの食塩摂取があり，最高血圧150 mmHg，最低血圧90 mmHg以上の人は男性25%，女性30%と高く，循環器疾患としては脳出血が一番多いと報告された。

　モーサーの報告を中心にして，西インド諸島に高血圧の頻度が高いこと，日本の状況を含め高血圧は遺伝か環境か，アメリカでパネル討論が行われ，食塩の問題は更に研究する必要があると確認された[15]。

　1973年，フォドル(J. G. Fodor)らは脳血管疾患死亡の多いニューファンドランドの住民1,499人の血圧を調査し，最低血圧100 mmHg以上の高血圧者が，25〜74歳までの総計でフォゴー(Fogo)では27%，バジャー(Badger)では18%いることを示した。ここでの食事調査の結果，最近までは毎日塩漬けの魚・牛肉・豚肉など食塩の多い伝統的な食事をとっていたこと，調査時のナトリウム摂取量はフォゴーで1日146〜153 mEq(食塩8.5〜9.0g相当)，バジャーで117〜127 mEq(6.8〜7.4g)であった[16]。

　また，循環器疾患死亡の多いフィンランドにおいて 1959 年，疫学調査で見出された中年高血圧者が多い人口集団について，1974 年に再調査が行われ，24 時間尿検査による食塩摂取量は西部地域で 14.2 g，東部地域で 16.0 g と多量であることが報告された[17]。

　インドからの最近の報告によると，高血圧者が 30%以上を占めるカシミールでは，お茶に塩を入れて飲んだり食べ物に塩を振りかけるなどの習慣によって毎日 20〜30 g もの食塩を摂取している。食塩摂取の少ない地方では高血圧者が少ないことから，食塩摂取が彼らの高血圧に関与しているのではないかと述べている[18]。

　最近，WHO の CARDIAC STUDY の調査では，中国各地でかなり多量に食塩を摂取している人々がいるという[19]。しかし，中国農村で比較的低い血圧の農民について 24 時間尿のミネラル排泄量との相関関係を検討した結果，血圧とナトリウム/クレアチニン比とは正の相関を示すが，農村間ではカルシウム/マグネシウム比のみ有意だったという報告もある[20]。

　このように，過去の日本において日常摂取されていた食塩量は国際的にみても極めて多かったと考えられ，国民栄養調査成績から推測される食塩摂取量として昭和 41〜46 年まで全国平均 1 人 1 日当たり 17〜18 g から最近では 12 g 程度まで低下はしてきているとはいえ，一般的に多量の食塩を未だ摂取している。食塩摂取には，東北地方に多いという地域差，農家世帯に多いという世帯業態差も認められる[8]。

　しかし，国民栄養調査方式による塩分摂取は国民 1 人当たりで求めた計算結果であって，成人 1 人当たりではない。野尻雅美らはこの点を考慮に入れた結果，昭和 46〜50 年の山形県民 1 人 1 日当たり塩分摂取量は 21.8 g であるのに，成人男子 1 人 1 日当たりで 26.2 g と推定できると報告した[21]。

　日本人全体の血圧の推移を，昭和 33〜51 年までの国民栄養調査成績から検討した結果[22]，約 20 年間，性・年齢別血圧平均値で見る限り顕著な変化

は認めないが，男性においては特に 50 歳以上の年代で，女性においては各年代とも，血圧分布中，90 パーセンタイル以上に属する人の血圧水準が明らかに低下していた。

　また，東北地方農民は食塩摂取が多いが，そのうち，当時平均 49 歳の中年男女 26 人について昭和 36 年と 56 年の 2 度，3 日間連続蓄尿による食塩排泄量を測定したところ，1 日 1 人当たり 17.0 g から 11.9 g に減少した。その間，長期にわたって反復測定しためいめいの血圧値の推移をみると，加齢によっても血圧値が上昇していなかった[23]。

文　献

1)　大森憲太：食餌療法．日本医事新報，**713**，1591〜1664，1936．
2)　小澤秀樹：脳卒中の地域差と過去の食生活．日本公衆衛生雑誌，**15**(6)，551〜566，1968．
3)　斉藤　一：日本人の食塩需要量．労働科学，**22**，218〜220，1946．
4)　松本兵三：北満在住民の栄養(II)．満州医誌，**10**(1)，27〜46，1944．
5)　緒方維弘：日本医師会雑誌，**22**(2)，58〜63，1948．
6)　山田幸男：栄養素の利用効率に及ぼす食塩の影響について．栄養学雑誌，**18**(3)，95〜140，1950．
7)　木村　勉：秋田県農村の高血圧調査．秋田医師会誌，**4**(2)，104〜107，1952．
8)　佐々木直亮，菊地亮也：食塩と栄養．第一出版，東京，1980．
9)　佐々木直亮，武田壌壽，福士　裏，三橋禎祥，土方恒省，福士正典，石山隆一：わが国の脳卒中死亡率の地域差と関連のある栄養因子について．日本公衆衛生雑誌，**7**(12)，1137〜1143，1961．
10)　佐々木直亮：東北地方農民の血圧と尿所見特に Na/K 比との関係について．医学と生物学，**39**(6)，182〜187，1956．
11)　佐々木直亮：疫学面よりみた食塩と高血圧．最新医学，**26**(12)，2270〜2279，1971．
12)　Sasaki, N. : High blood pressure and the salt intake of the Japanese. *Jpn. Heart J.*, **3**, 313〜324, 1962．
13)　Guyton, A. C. : Arterial Pressure and Hypertension. p. 464, W. B. Saunders Company, Philadelphia, 1980．
14)　Moser, M., Morgan, R., Hale, M., Hoobler, S. W., Remington, R., Dodge, H.

J. and Macaulay, A. I. : Epidemiology of hypertension with particular reference to the Bahamas. *Amer. J. Cardiology*, **4**(6), 727~733, 1959.

15)　Kohlstaedt, K. G., Moser, M., Fracis, T., Neel, J. and Moore, F. : Panel discussion on genetic and environmental factors in human hypertension. *Circulation*, **17**, 728~742, 1958.

16)　Fodor, J. G., Abbott, E. C. and Rusted, I. E. : An epidemiologic study of hypertension in Newfoundland. *Can. Med. Assoc. J.*, **108**, 1365~1368, 1973.

17)　Karvonen, M. J. and Punsar, S. : Sodium excretion and blood pressure of west and east Finns. *Acta Med. Scand.*, **202**, 501~507, 1977.

18)　Vazifdar, J. : Hypertension in India. *Cardiovascular Disease*, **1**, 431~442, 1980.

19)　Yamori, Y. : Predictive and prevention pathology of cardiovascular diseases. *Acta Pathologica Japonica.*, **39**(11), 683~705, 1989.

20)　Lai, S., Yuanchag, T., Weiling, H., Peisheng, M. and Guanqing, H. : Urinary electrolytes and blood pressure in three Yi farm population. *China. Hypertension*, **13**, 22~30, 1989.

21)　野尻雅美，岩崎　清，中村洋一，鈴木重信，新井宏朋：国民栄養調査方式による塩分調査成績の検討―成人摂取量の推定方法について―．日本公衆衛生雑誌，**27**(4)，163~169，1980.

22)　佐々木直亮，竹森幸一，仁平　將，三上聖治，柳橋次雄：日本人における血圧の年次推移についての一考察．弘前医学，**31**(2)，206~215，1979.

23)　佐々木直亮，福士　襄，高橋政雄，竹森幸一：東北地方農民の食塩摂取量と血圧水準の推移についての縦断的疫学調査．弘前医学，**35**(2)，232~242，1983.

15 食塩摂取しない人々

　「またその者らは，塩を加えて味をつけた食物をいまだに知らず」と世界最古の文学といわれる「オデュッセイアー」の民族的叙情詩にホメロスが述べて以来，食塩摂取しない人々については語られてきた。

　人間生活と食塩との関わり合いは古くまで遡るが，地球上でいわゆる原始的な生活をしている人々については昔は探検隊によって，また最近では文化人類学的調査によって，日常，食塩をほとんど摂取していない状態であることが次第に明らかにされてきた。しかし，民俗学的興味とは別に，健康との関わりが検討されたのは比較的最近になってからだ。

　1954年，人間における高血圧と食塩摂取との関連について作業仮説を述べたドール（L. K. Dahl）[1]は，極北地方に居住する採集狩猟民の「生肉を食べる人」を意味するエスキモーについて，彼らはカリブー，アザラシなどを生食しており，食塩摂取量を1日約1.8g程度ではないかと推定[2]した。また，一般的な数値としては平均4gと考え，国際的な日常摂取食塩量とその地域の高血圧者出現率との関連を示したとき，高血圧者が少ない地域の人々の例としてエスキモーをあげた[3]。

　1961年，レーエンシュタイン（F. W. Lowenstein）が熱帯地方，北ブラジルのアマゾン川流域に住む2種族の血圧と食塩摂取との関連を示した研究報告[4]は，高血圧と食塩との疫学的接近を図った研究の中でも重要であった。

　この研究は「血圧は年齢と共に上昇するものなのか」という疑問に答えようとした。すなわち，血圧測定が普及してきて，いわゆる文明国の人々は年齢が上がると血圧も平均値として上昇するのが一般的だったので，何を「正常値」と考えるか問題もあった。

　しかしこの調査の結果，Carajas という，より原始的な部落の人々は，自然環境の食物でのみ生活し，カリウム塩を含む植物の灰を用い，血圧は低く加齢によって上昇しないが，Mundurucus 族は食卓塩を用いて生活しており，いわゆる文明国の人と比べると血圧水準は低いが，加齢と共に上昇する傾向にあることが認められた。この現象は，文明人に接した文明化(civilization)あるいは文化移入(acculturation)の結果ではないかと考えた。

　1968 年，プライオ(I. A. M. Prior)らは，太平洋の島々の住民は一般に血圧が低いと報告のある中で，ポリネシア人 2 種族を比較して，食塩摂取量がナトリウムとして 1 日 50〜70 mEq(食塩 2.9〜4.1 g 相当)と少ない Pukapuka は血圧が低く，120〜140 mEq(7.0〜8.2 g)の Rarotonga は血圧が高くなっていると，食塩摂取量と血圧との間に平行関係があると報告した[5]。また，これらポリネシア人がニュージーランドへ移住した場合，食塩摂取や血圧がどのように変化するか追跡検討した成績を 1983 年に報告[6]した。彼らの血圧は有意に高くなり，早朝尿のナトリウム(Na)，カリウム(K)濃度が変化し，Na/K 比(mEq 比)は男子 0.83 から 2.62 へ，女子は 0.89 から 2.28 に変化したが，現時点では血圧上昇の理由は説明できず，今後の研究が期待されると述べた。更に同じ対象を 14 年にわたって追跡した成績を 1989 年に報告[7]したが，血圧上昇の大部分は体重増加に帰因するかもしれないと述べた。

　1974 年，ペイジ(L. B. Page)らは，ソロモン諸島における調査成績を報告した[8]。6 種族間で，食事の相違，特に食塩の摂取と血圧水準はよく相関していると述べた。その食塩は缶詰や肉や魚の摂取量に比例し，より文明化した人々のほうが実質上多かった。特に，食塩摂取量が多く血圧も高い Lau では，野菜を海水で料理する習慣があったという。

　既に 1958 年，文明に触れないニューギニア原住民は血圧が低く食塩摂取量も少ないことに注目していたホワイト(H. M. Whyte)[9]は，1973 年，シネ

ット (P. F. Sinnett) と共にニューギニア高地住民，15 歳以上の 799 人について食生活と血圧との関係を報告した[10]が，摂取エネルギーのうち炭水化物は 90% 以上，脂肪 3%，たんぱく質は 1 日 25 g，食塩摂取量は 1 g 以下と見積もった。現地のイモのナトリウム含量は少なく，彼らの「塩」は木から作ったカリウム塩であったと記録している。尿中へのナトリウム排泄は，135 人の女子で平均 13.7±18.1 mEq(食塩約 0.8 g に相当)，138 人の男子で 6.4±12.3 mEq(約 0.4 g)，血圧はナトリウム排泄量と関係はないが，平均は最高血圧 120 mmHg，最低血圧 80 mmHg 付近で，男女とも年齢による血圧の上昇は認めていない。

最近の食塩摂取と循環器系疾患に関する最も注目すべき研究は，ブラジル北部，ベネズエラ南部の熱帯赤道下降雨森林に住み，数千年来いわゆる文明化せず，「塩のない文化」(“no salt”culture)で生活しているヤノマモ・インディアン(Yanomamo Indians：ヤノママともヤノマミともいう)について行ったオリバー(W. J. Oliver)らの調査報告[11]であろう。24 時間尿のナトリウム排泄量は 1.34±2.01 mEq(食塩約 0.08 g 相当)と極めて低く，カリウム排泄量は 200.38±80.17 mEq(約 7.8 g)であり，彼らの血清ナトリウムは 140 mEq/l で，対照の 142 mEq/l とほぼ同じであった。食事はバナナあるいはイモが主体で，ナトリウムが極めて少なく，カリウムが多い食生活をしていることが分かった。このような生活で，血圧は最高血圧 100 mmHg 前後，最低血圧 60 mmHg 前後，肥満もなく，肉体的に極めて活動的であるという。このように食塩の摂取が少なくても塩の収支が取れているのは，尿中に排泄されるアルドステロンが 74.52μg/日，血漿レニン活性が 13.10±14.17 ng/ml/時と著しく高いために体液ミネラルのホメオスターシスが保たれているのであろう。また，続報[12]によって，妊娠や授乳の際にも，このように少ない食塩摂取でミネラルのバランスが取れていることを示した。

この研究論文の標題にあるように，「塩のない文化」に住む人々の血圧，

ナトリウム，カリウム摂取状況及びこれに関連する内分泌調節機構についての調査報告では，文明化された社会における塩の欲求(salt appetite)は塩の要求(salt requirement：demand でなく need の意味と思われる)とは等しくないとのドール(L. K. Dahl)の見解[2]を支持している。

　我々も，食塩摂取の少ない人々に関する調査として，パプア・ニューギニア人の毛髪中ナトリウムなどのミネラルを秋田県民のそれと比較検討し，食塩摂取量を反映する差があり，秋田県民に多く，ニューギニア人で少ない成績を得た[13]。また，ニューギニア人では1981年の時点で10年前と比較してナトリウムの摂取増加を認め，まだ1日5gの低値を保ってはいるが内陸より沿岸に食塩摂取が多く，西欧化した食塩添加食物また食卓塩の使用によると思われた。しかし，血圧と食塩摂取との関連は証明されず，肥満と関連していたことを認めた[14]。

　また「調味料は全く使わない。ひとつまみの塩すらないのだ」といわれ「ブッシュの中に原始的な生活を送る人」，本来は「サン」と呼ぶべきブッシュマン[15]について，我々考案の「沪紙法」を用い，尿中クレアチニン1g当たり食塩1.93g，カリウム2.30gであり，Na/K(mEq)比は0.98，彼らがほとんど食塩を摂取していないことを確かめた[16]。

　日本の伝統的な食生活では，摂取食塩は多いであろう[17]。

　農民栄養調査によると，昭和33年には日本農民の1日1人当たり平均食塩摂取量は19.2gであった。その食塩の由来は，醬油6.5g(比率として34%)，調味料5.8g(30%)，味噌3.1g(16%)，漬け物2.5g(13%)，その他の食品1.2g(6%)，合計19.2g(100%)と計算されていた。

　また，現在行われている国民栄養調査のうち食塩摂取について，昭和41〜46年までは全国平均1人1日17〜18gと推測され，昭和60年代になってほぼ12gに低下したが，昭和63年の成績をみても12.2gで，調味料から摂取する塩分は6.9g(56.5%)，その内訳は醬油が3.2g(26.2%)，味噌

1.7 g(13.9%)，食塩 1.6 g(13.1%)，その他の調味料 0.4 g(3.3%)となっており，調味料以外からの塩分は 5.3 g(43.5%)，うち，魚介加工品 1.2 g(9.8%)，漬け物 1.0 g(8.2%)，小麦加工品 0.8 g(6.6%)，その他の食品 2.3 g(18.9%)となっている。

このような食生活をしてきた日本人が外国の，それも食塩摂取が比較的少ない国へ移住した例として，ブラジル及びボリビアへの移住日本人と現地住民の尿中 Na, K 排泄パターン，血圧値に関する比較民族学的研究を行った[18]。日本人の Na/K 比(mEq) 4.2，食塩/クレアチニン(g/g) 11.6，と現地人(それぞれ 0.76, 4.2)に比べて高く，日本型食生活パターンを維持している様子が推測された。日本人については，これらの値と高血圧出現率とは正の相関を認めたが，現地のインディオには高血圧者がいなかった。

このように，日本において伝統的食生活をしている日本人で食塩摂取が少ない人がいるとは，一般的には考えられない。しかし，北海道に住むアイヌ族は食塩摂取が少なかったようだ。

昭和の初め，アイヌ族の死亡に関する統計的観察[19]によると，和人と違って脳出血や癌による死亡が少なかった。胃癌の多い日本に同時に住みながらほとんどアイヌには胃癌が見当たらないという問題に取り組んだ並木正義は，アイヌの食生活に着目し，調査・報告した[20]。

すなわち，アイヌが食物の調理に用いた調味料は，その昔は獣脂，魚油が主であり，和人との交流が始まるに及んで塩も使用されるようになった。塩を大量に使った漬け物などというものはなく，漬け物に相当するアイヌ語すらない。更に干し魚や燻製にしても塩を使わないなど，食塩の摂取量が少ないというアイヌの食生活の特徴が明らかになった。

日本人であり，戦時中の事情[21]から 28 年間にわたってグアム島に潜み，低栄養状態に耐え抜いた例について，栄養学的考察を行った[22]。

この人は 28 年間，食塩をほとんど摂取していない。それにもかかわらず

生存できたのは，タロホホ河水に 340 ppm，ココナッツミルクに 120 ppm のナトリウムが含まれていたからではないか。総合的に，彼の長い潜伏生活は低エネルギー，低たんぱく質であったと想像されるが，いわゆる「栄養失調」状態には至らず，低栄養状態で平衡が保たれていたのではないかと報告された。

　同様な例として「私はずいぶん長いあいだ，塩をなめたことがない」「灰は塩のような味があるのだ」と，灰が塩の代理品になることを発見した経験談[23]があり，「主食はバナナ，ヤシ，いぶし肉」で，海岸の岩間で見つけたニガリの強い天然塩を利用し，島の塩田から「必要量だけを頂戴した」と語っている[24]。

── （ 文　　献 ） ──

1)　Dahl, L. K. and Love, R. A. : Relation of sodium chloride intake to essential hypertension in humans. *Fed. Proc.*, **13**, 426, 1954.

2)　Dahl, L. K. : Salt intake and salt need. *New England J. Med.,* **258**, 1152 ～1157, 1205～2108, 1958.

3)　Meneely, G. R. and Dahl, L. K. : Electrolytes in hypertension : The effects of sodium chloride. *Med. Clinics of North America,* **45**(2), 271～283, 1961.

4)　Lowenstein, F. W. : Blood-pressure in relation to age and sex in the tropics and subtropics. A review of the literature and an investigation in two tribes of Brazil Indians. *Lancet,* **i**, 389～392, 1961.

5)　Prior, I. A. M., Evans, J. G., Harvey, H. P. B., Davidson, F. and Lindsey, M. : Sodium intake and blood pressure in two polynesian populations. *New Engl. J. Med.,* **279**(10), 515～520, 1968.

6)　Joseph, J. G., Prior, I. A. M., Salmond, C. E. and Stanley, D. : Elevation of systolic and diastolic blood pressure associated with migration : The Tokelau Island Migration Study. *J. Chron. Dis.,* **36**(7), 507～516, 1983.

7)　Salmond, C. E., Prior, I. A. M. and Wessen, A. F. : Blood pressure patterns and migration : A 14-year cohort study of adult Tokelauans. *Amer. J. Epidemiology,* **130**(1), 37～52, 1989.

8)　Page, L. B., Damon, A. and Moellering, Jr. R. C. : Antecedents of car-

diovascular disease in six Solomon islands societies. *Circulation,* **49**, 1132
~1146, 1974.

9)　White, H. M. : Body fat and blood pressure of natives in New Guinear :
Refrections on essential hypertension. *Aust. Ann. Med.,* **7**, 36~46, 1958.

10)　Sinnett, P. F. and White, H. M. : Epidemiological studies in a total high-
land population, Tukisenta, New Guinea. Cardiovascular disease and rele-
vant clinical, electrocardiographic, radiological and biochemical findings. *J.
Chron. Dis.,* **26**, 265~290, 1973.

11)　Oliver, W. J., Cohen, E. L. and Neel, J. V. : Blood pressure, sodium intake,
and sodium related hormones in the Yanomamo indians, a "No-salt" culture.
Circulation, **52**(1), 146~151, 1975.

12)　Oliver, W. J., Neel, J. V. Grekin, R. J. and Cohen, E. L. : Hormonal
adaptation to the stresses imposed upon sodium balance by pregnancy and
lactation in the Yanomama indians, a culture without salt. *Circulation,* **63**(1),
110~116, 1981.

13)　Sasaki, N., Takemori, K., Ohtsuka, R. and Suzuki, T. : Mineral contents in
hair from Oriomo Papuana and Akita dwellers. *Ecology of Food and
Nutrition,* **11**(2), 117~120, 1981.

14)　Inaoka, T., Suzuki, T., Ohtsuka, R., Kawabe, T., Akimichi, T. Takemori,
K. and Sasaki, N. : Salt consumption, body fatness and blood pressure of the
Gidra in Lowland Papua. *Ecology of Food and Nutrition,* **20**, 55~66, 1987.

15)　田中二郎：砂漠の狩人．中公新書，東京，1978．

16)　佐々木直亮，竹森幸一：濾紙法による尿中食塩排泄量測定．日本医事新報，
3209，25~27，1985．

17)　Sasaki, N. : High blood pressure and the salt intake of the Japanese. *Jpn.
Heart J.,* **3**(4), 313~324, 1962.

18)　津金昌一郎，竹森幸一，佐々木直亮：南米ブラジルおよびボリビヤに居住す
る日本人と現地住民の尿中 Na，K 排せつパタンと血圧値に関する比較民族学
的研究．日本民族衛生学雑誌，**52**(3)，127~132，1986．

19)　井上善十郎，安部三史：北海道(舊土人「アイヌ」族ノ死亡ニ関スル統計的観
察)．北海道医学雑誌，**15**，2934~2956，1937．

20)　並木正義：アイヌの食生活．臨床栄養，**42**(4)，457~464，1973．

21)　丸山一雄：横井庄一さんの復員記録．厚生，**27**(8)，14~20，1972．

22)　大磯敏雄，他：横井庄一氏に対する栄養学的考察．国立栄養研究所報告，**22**，
261~267，1972・1973．

23)　中村輝夫：モロタイ島 31 年の記録．おりじん書房，東京，1975．

24)　小野田寛郎：わがルバン島の 30 年戦争．講談社，東京，1974．

16 地球疫学からみた人間の血圧と食塩摂取に関する仮説

　我々が東北地方の人々について血圧を測定し始めた昭和 29 年は，人間の血圧，特に高血圧をどのように考えるかについて，国際的にも国内でも種々論議されていた時代であった[1]。

　すなわち 1954 年，ピッカリング (G. W. Pickering) は「高血圧という疾病は正常状態からの量的な偏位にすぎない，質的なものではない」という考え方[2]を示し，高血圧は高血圧症という 1 つの実存物としての疾病 (a disease entity) だと考える学者に対して国際的な論争を展開した時代であり，また日本でも人々の血圧について多くの資料を得た生命保険医学者達によって血圧の分布型に関する色々な考え方が報告されていた時代であった。

　その当時は，まだ普通に生活している健康人について「疫学的接近」により血圧を測定した例はほとんどなく，我々が血圧計を手に東北地方の人々の血圧を測定し始めたことを「疫学的研究」の原点と意識したものだった[3]。

　我々が血圧測定方法や記録方法を決めて普通に生活している人々について血圧を測定し，統計をとってすぐ分かったことは，同じ年齢で比較しても対象群ごとに平均値や分布が異なることであった。また，血圧を小学生や中学生といった小さい人達から高齢者まで測定したのだが，血圧の平均値の高い地域では幼いときから高いようだ。また，最高血圧においては血圧値の分布が正規分布から高いほうへずれた歪みが出るようだ。同じ人についても夏と冬に血圧を測定してみると，冬に血圧は上がり，夏は低くなるという季節変動を繰り返していることが判明した。東北地方の人々の血圧は，日本の他の地方で測定された血圧値と比べてみても高いことが分かった。

　血圧を同一個人について何回も繰り返して測定してみると，血圧の高い人

はいつも高め，低い人はいつも低めで，その集団の中で個人の血圧の占める位置が決まりそうだと考えられた。

　このように，或る地域で病院や診療所へ来る患者だけでなく，一般住民全部について実際に血圧を測定した値に基づき，個人及び人々の血圧をどのように考えたら良いだろう…それが「血圧論」[4]になった。

　「血圧を評価するときには，個人の属している社会集団の血圧について集団評価を行い，ついでその集団の中の個人の血圧について個人評価を行わなければならない」という考え方をもつに至った。

　この思想は単に血圧についてというだけでなく「過去から現在までに取り上げられた，疾病観ないし健康観の将来への発展，橋渡しとしての思想に関する重要な問題と思われ，現在問題になっているコミュニティー・ダイアグノーシス(Community diagnosis)や，健康の指標の概念に通じるものである」と述べた[5]。

　我々の血圧測定値をもとに「血圧論」を考え「多要因の関数としての血圧値として，個人の血圧値と社会集団に共通な要因」として，東北地方の人々の血圧に大きな影響を与える社会的要因を考えると，日常摂取している食塩が幼いときから血圧を高め，加齢と共に最高血圧の分布を高いほうへと歪ませる要因になるのではないか，そこに「食塩過剰摂取の疾病論的意義があるのではないか」と考えた[6]。

　1965〜1966 年，アメリカのミネソタ大学に客員教授として滞在している期間に，今度は世界各地における血圧測定値について検討することができた。

　つまり，病院や診療所で測定された患者の血圧値でなく，一般住民の血圧値，それは世界各地で人類学上測定されたものが大部分であったが，いわゆる人口集団調査(population survey)の論文をすべて検討した。そして，国際的視野からみた日本人の血圧としてまとめることができた[7]。日本人の血圧に関するものは 1970 年度までに発表された 211 の文献，日本人以外は

1969 年度までに発表された 86 の文献によって考察した。

その結果，日本人の血圧は国内でも各種人口集団ごとに，性・年齢別にみた最高血圧平均値及び標準偏差からみた血圧水準と分布に差があるが，国際的にみた場合，一般に高い水準と幅広い分布をもつ報告例が多いことが認められた。

そして，これらの血圧水準と分布に関連する要因の探索には国際的・計画的な疫学調査が必要であると指摘したが，また同時に，その地域の人々の日常摂取食塩量あるいはカリウムとの Na/K 比との関連をまとめれば，血圧水準と分布に一定の相関が認められるのではないかとの「作業仮説」を述べた[8]。

すなわち，成人になったときの最高血圧が正規分布するものと考え，平均値が 120 mmHg，標準偏差 10 mmHg とみると，その分布の上限は $\pm 3\sigma$ とみて 150 mmHg になる。世界各地の人口集団の血圧分布とその地域で日常摂取されている食塩との関係をみると，このような最高血圧の分布からはずれるのは食塩を 1 日 5 g 以上摂取している地域の人々であり，その摂取量からはずれると血圧分布が乱れてくることが分かった[8,9]。この 5 g という量を，人間の日常摂取食塩量の上限にしてはどうか，このくらいの食塩をとれば元気で生きていけるのではないかと考えた[10]。

ちょうど宇宙船が地球を回り始めた時期でもあった。

1970 年，ロンドンで開催された第 6 回世界心臓学会議での高血圧の成因に関する円卓会議で「高血圧についての疫学的研究は，地球上の各地に住む人々がはたしてどのような血圧をもっているかの観察から始めなければならない」と述べ，日本人における観察や国際的に血圧測定値を整理してみた成績から「食塩因子」について発表した。これらは疫学でいえば「横断的疫学調査」による資料であって，研究の手掛かり段階であるが，高血圧の疫学研究では色々の因子が検討される中，日常摂取食塩との関連は今後検討しなけ

88

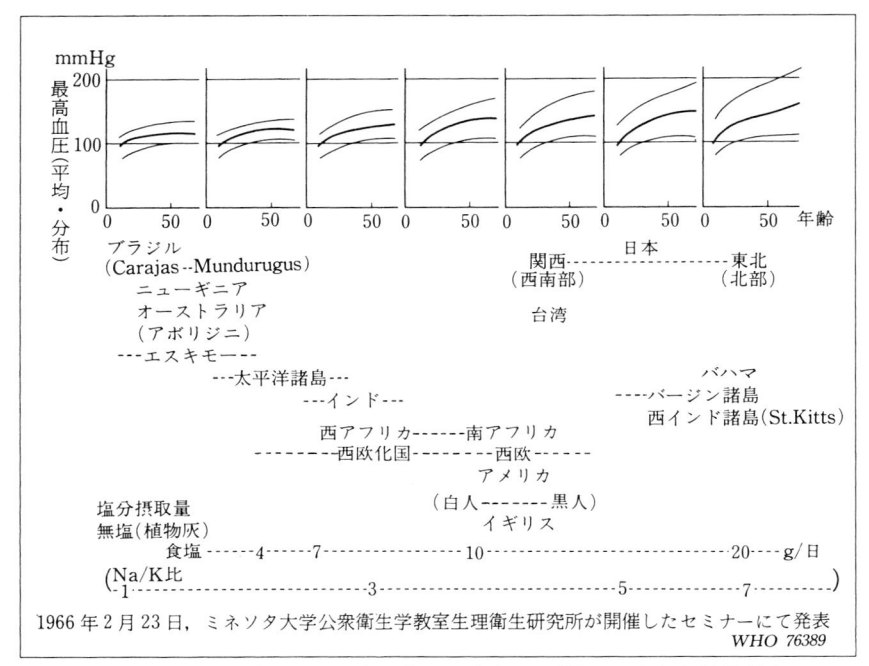

図3　食塩摂取との相関からみた人口集団の高血圧に関する地球疫学的研究

ればならない，それも将来には国際的に計画立てた疫学的研究によって検討
しなければならないと述べた[11,12]。

　1973 年，ミシガンのグライベルマン(L. Gleiberman)は，世界各地におけ
る人口集団の血圧水準と食塩摂取に関する文献をまとめて検討した[13]。

　我々が報告した日本からの資料を含め，世界の 30 文献による横断的疫学
資料ではあったが，27 の人口集団で 50 歳代男女の血圧平均値と食塩摂取量
との間には相関関係が認められ，食塩１日１ｇの集団から秋田の 27 ｇまで，
食塩が多くなると最高・最低血圧とも高くなり，その両者の関係を直線とし
て示した。そして日本と台湾では，食塩摂取が血圧に対して最も有力な環境
因子ではなかろうかと述べた。

　食塩の摂取量と血圧の平均値，それも年齢を区切ってはいるが平均値で検

討したので，必ずしも両者が直線的な関係であるかどうかは問題であり，ま
た血圧の分布状況といった検討はしていない。

　1966 年，インドで開催された第 5 回世界心臓学会の際に循環器疾患の疫
学と予防のための会議(Council on Epidemiology and Prevention)が誕生し
た。同会が 1982 年に行った「循環器疾患と予防に関する 10 日間国際セミナ
ー」では，世界中の会員が中心になって食塩と血圧に関する国際共同研究
(INTERSALT Study)[14]が計画され，実施に移されることになり，その結
果が 1988 年になって一部報告[15]された。世界 32 カ国，52 施設の協力のも
と，約 1 万人を対象とした世界的規模で，24 時間排泄量からみたナトリウ
ム摂取などのミネラルと，標準化した血圧測定方法による血圧値との関連を
検討したものであった。ナトリウム排泄量の分布は平均値として，ブラジル
のヤノマモ・インディアン 0.2 mmol/日から中国 242 mmol/日(食塩約 0.
01〜14 g 相当)まで及び，ナトリウム排泄量と血圧は正の相関があることが
確認された。このデータから，毎日のナトリウム摂取量を 100 mmol(食塩
約 5.8 g 相当)減らせば平均最高血圧が 2.2 mmHg 低下する計算が導き出さ
れた。

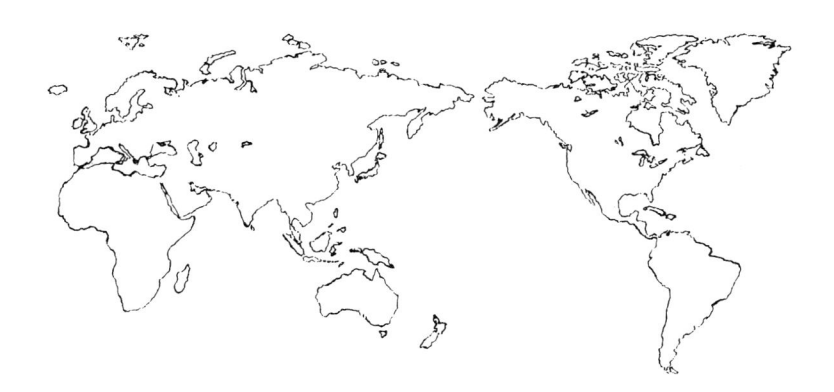

ソルトブレイク

1970 年，ロンドンでの世界心臓学会議では，マイアルが「高血圧の原因因子」円卓会議の司会者を勤め，私は「高血圧における食塩因子」の発表を行った。その中で，もっと地球的な立場でみなければならない点について述べ，日本の現状と疫学研究上問題になる箇所を幾つか指摘した。隣にいたニュージーランドのプライオは「very good」と私の発表を支持してくれたし，特に反論はなかった。ただし，最も反論しそうなピッカリングは出席していなかったが…

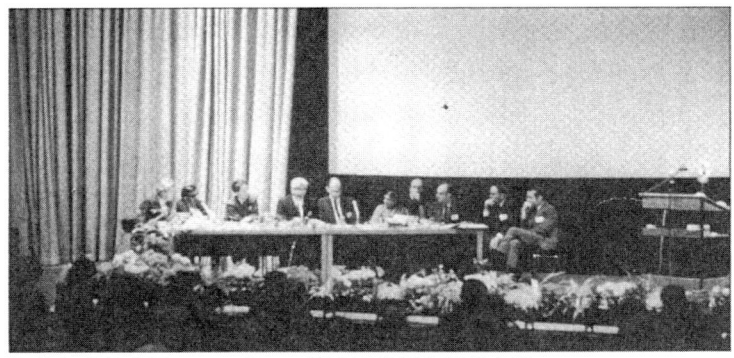

1970 年 9 月 8 日　ロンドン，第 6 回世界心臓学会議

文　献

1) 佐々木直亮：日本人の高血圧―疫学の成果と展望―．日本保険医学会誌，**79**，59〜92，1981.
2) Pickering, G. W.: The nature of essential hypertension. p.3, J. & A. Churchill, London, 1961.
3) 佐々木直亮：人々と生活と．第 49 回日本民族衛生学会総会記念写真集，No. 238，1984.
4) 佐々木直亮：血圧論．弘前医学，**14**(3)，331〜349，1963.
5) 佐々木直亮：高血圧者ふるい分け検診についての問題点．日本公衆衛生雑誌，**9**(7)，287〜291，1962.
6) 佐々木直亮：脳卒中頻度の地方差と食習慣「食塩過剰摂取説の批判（福田）」

の批判．日本医事新報，**1955**，10〜12，1961．

7)　佐々木直亮：国際的視野からみた日本人の血圧．弘前医学，**26**(3, 4)，327〜349, 1974．

8)　佐々木直亮：疫学面よりみた食塩と高血圧．最新医学，**26**(12), 2270〜2279, 1971．

9)　佐々木直亮：高血圧と食塩摂取．栄養と食糧，**31**(4), 301〜310, 1978．

10)　平田清文，佐々木直亮：日本人の食塩摂取はどうあるべきか(対談)．臨床栄養，**54**(5), 413〜424, 1979．

11)　佐々木直亮：高血圧における食塩因子．日本医事新報，**2426**, 30〜31,1970．

12)　佐々木直亮：第6回世界心臓学会議に出席して．学術月報，**23**(10)，　655〜657, 1971．

13)　Gleibermann, L. : Blood pressure and dietary salt in human populations. *Ecology of Food and Nutrition,* **2**, 143〜156, 1973．

14)　橋本　勉：食塩と高血圧 — INTERSALT　Study —．公衆衛生，**51**(10)，714〜718，1987．

15)　Intersalt Cooperative Research Group : Intersalt : an international study of electrolyte excretion and blood pressure. Results for 24 hour urinary sodium and potassium excretion. *Brit. Med. J.,* **297**, 319〜328, 1988.

17 食塩説に対する反論

食塩と健康との関わり，特に循環器疾患の予防の観点から，日常「低塩」食を勧めるようになったが[1]，国際的にも国内でも，それぞれの学問や自らの研究の立場から食塩説への反論は後を絶たない。それぞれどのような理論に基づいているのであろうか。

日本の，特に秋田における高血圧に関する疫学的研究で指摘されるようになった日常の食生活における食塩摂取の問題について，昭和34(1959)年開催された第15回日本医学会総会のシンポジウム「高血圧の成因」中，福田篤郎は「高血圧の疫学」を報告した[2]。

「自らの動物実験成績に基づいて秋田農村に於ける高血圧多発とその食塩摂取過剰を因果的なものとして嘗ては報告していました」と冒頭で述べ，「ドールが食卓塩使用量の多寡と高血圧者頻度との間に正の相関を認め，食塩過剰摂取の疫学的意義を強調している」が，「秋田農村居住者を対象に年代別に蓄尿によるクロール排泄量と血圧の相関を検したところ何等の相関を見いださなかった」「食塩大量摂取といえどもそれに応じた飲水により，多尿を来す以外に食塩性昇圧を来す可能性もないことがうかがえる」「逆に食塩の有用性も考えられ，重要な体液成分である食塩をただ有害視するのは当を得ない」と結んだ。

この報告は「高血圧と塩とは無関係」と，新聞紙上に大きく報道された。

また福田は，脳卒中死亡率の地域差は食塩摂取が関連しているのではないかとする疫学的研究の食塩過剰摂取説を批判して「脳卒中・高血圧多発と食事の関係のうちで，一般に信じられている食塩過剰摂取説を取り上げ，相関と因果の相異なることを強調し，それに目下根拠の見出されぬこと」を強調

した[3]。

　この「食塩過剰摂取に脳卒中・高血圧に対する疾病論的意義を認め得ない」とする福田の批判に対して，疫学的研究上，食塩過剰摂取に疾病論的意義があるのではないかと，疫学者の立場から「批判の批判」を述べた[4]。

　ドール(L. K. Dahl)の研究については先に述べたが，ドールは福田の助言を得て広島地区で日本の実状を体験し，広島 ABCC で食塩摂取の実態調査も行った。そして我々の東北地方の資料も含めて他の資料とともに 1960 年，ベルンで開催された国際シンポジウムにおいて，日常摂取食塩量と高血圧は関連があるのではないかと，人間の高血圧に関する疫学的事実として発表した。この見解は，日常食塩摂取量と高血圧者出現率との間に並行関係があることから考察したものであった。これに対してエプスタイン(F. H. Epstin)は，ブルックヘブンで平均 36 歳のアメリカ人が高血圧者 8.6%とは少なすぎるのでないか，大体 40%はいるのではないかという点と，高血圧者出現率で表すことに付きまとう危険性について述べ，ドールの成績を批判した[5]。

　このときドールの示した図は，現在でも日本のみならず国際的に疫学的事実としてよく引用されるが，ピッカリング(G. W. Pickering)はこの報告はデータも示しておらず，年齢区分も示していないので「イマジネーションの仕事」とし，証拠としての価値がないと述べた[6]。

　ピッカリングは「食塩の過剰摂取が人間における本態性高血圧と関係があるという学説を支持するものとしてよく引用される疫学的な証拠などあるが，すべて不十分にしか実証されていない」とし，「食塩の摂取に少し手をつけることが高血圧の予防に役立つことを認めるわけにはいかない」と述べ，更に「"salt free diet" は命を長びかせることになるかもしれないが，自由と幸福の追求を奪うことになる」といささか感情の入った言葉で討論を結んだ。高血圧は正常状態からの量的な偏位にすぎない，質的なものではないという考え方を述べたピッカリングとしては，「高血圧者出現率」というドールの

データ整理の仕方には抵抗があったかもしれない。

　ピッカリングが執筆し日本語訳された本「高血圧」中の「食塩摂取の過多が本態性高血圧症の原因となるか否かについては未だにまったく不明であり，英国では証明されていない…」という記載について，医学誌上で質問を受けたことがあった。

　「原著の初版が出たのは，1970 年である。ちょうどロンドンでの第 6 回世界心臓学会議に呼ばれて行ったときに発売されていたので，購入して読んだときのことを思い出す」との書き出しで回答した。

　「原著によれば，『In Britain there is no evidence that is does』となっており，この辺が訳の難しいところであろう。しかしその前に『There is no doubt extreme deprivation of salt, as Kempner's rice-fruit diet, will diminish arterial pressure』と述べているところをみると，両者の関連を否定しているとは受け取られない」「関連がないという証拠として引用している論文は，今や古典的なものといわれるものである」「高血圧に食塩が密接な関係があることが今や常識といわれるが，このほかに，両者の関連を認め難いとする研究報告はかなり多い。アメリカでの代表的なものは，ドーバーらのフレミンガム研究である」「スタムラーはこのような両者の関連を認め難いとする報告を引用しながら，また同時に両者の関連を示した日米の疫学的研究を引用し，現在(1967 年)この関係は結論が出ているわけではなく矛盾するものであるが，それにもかかわらず，両者の関連を示すかなりの臨床，動物実験，疫学の研究が集められ，それらの所見は，高血圧性疾患の予防への接近について考慮の価値あるものと述べている」と返答した[7]。

　1948 年，アメリカのフレミンガムで虚血性心疾患についての長期追跡的疫学調査が開始された後，高血圧に対する環境因子の 1 つ，食事のうちの食塩摂取との関連も検討されている。対象者男子について，食塩摂取状況や 24 時間尿中ナトリウム排泄量も測定し，食塩として平均約 10 g であった。

塩分排泄量と血圧測定値との関連を検討したが，両者に何ら相関が認められなかったという[8]。

　ヘンリーらは，フレミンガム調査の食塩摂取と血圧に関連がないという成績，また，タイで米栽培している仏教徒の農夫は 20 g という大量の食塩を摂取しながら一様に低血圧，すなわち 60 歳でも最高血圧は 120 mmHg で，食塩摂取 10 g の砂糖生産者には高血圧が多いという論文を引用し，高血圧が多い日本人農夫の 18 g という食塩摂取は血圧の低いタイ人農夫と比べて多くはないと述べ，高食塩は病状悪化を来す重要な役割を果たしていると思われるが，一般的には高血圧症発生の決定的要因とは考えられないとした[9,10]。

　このように，食塩摂取と高血圧とは関連が認められないとする研究報告は，1 つの集団内という横断的な疫学調査で測定—方法は色々—された血圧値と食塩摂取量の関連が認められないという結果からの結論であった。従って，前に述べた「地球疫学的」な考察はまだされていなかった。また，人間の血圧をどのように考えるかも研究者によって異なる。その考え方によってそれぞれ研究計画が立てられ，結果が考察されているのが現状である。

　ドールが高血圧者出現率で検討したのも「或る血圧水準の発現頻度よりも平均値を選ぶとする有力な論議もあるが，我々は異なる血圧の発現率が平均値よりも深い意義をもつとの確信に基づいて前者を選んだ。明らかにこれは主観的な価値判断である」という立場であった[11]。

　我々は前に述べた「血圧論」の立場から研究しているので，社会集団全体の血圧分布状況のような集団評価，また個人の血圧水準，血圧変動，血圧の推移のような個人評価から，人々の血圧を考えようとしたのである。

　佐藤徳郎らは「仮説は個人個人をよく説明できる（第 1 原則）と共に大数観察をも説明でき（第 2 原則），さらに許されるなら既知の生理化学の知識に照合し，理由づけうること（第 3 原則）が望ましい」との立場から食塩過剰摂取

学説(佐々木，ドールの論文に要約される)の吟味を行った。第1原則は前に述べた福田らの成績から特別の相関を認めないこと，第2原則として国内の成績でも相関が認めにくいこと，第3原則でも腎機能障害のない普通人には適合しないことを述べ，日本に多い高血圧や脳卒中の環境因子として食塩説では説明できにくいとし，寒冷刺激を主因とする考え方を述べた[12]。

　世界各地から報告される食塩摂取と高血圧についての疫学調査成績をみると，集団間(between the population)ではほとんど例外なく両者の関連が示されるのに，集団内(within the population)ではほとんど証明されていないことに注目しなければならない[13]。

　それには，個人の血圧や食塩摂取についての資料を横断的な一時期ではなく，どのように測定し評価するかという問題があるが，我々はその方面の検討を行って疫学調査の成績を出すべく努力した。

　1970年以後，世界各地から報告されるようになった疫学調査の成績では，集団間における食塩摂取と高血圧との関連を肯定する報告がほとんどであった。

　また長期間，個人を追跡観察した報告もなされ，1つの集団内でも血圧水準と食塩摂取量とは平均値でみて有意な関連があり，また高血圧状態での塩類摂取との関連性について，個人的特性研究への理論的根拠を与える成績が報告できた[13,14]。

　すなわち，極めて食塩摂取が多い食生活で何十年も育ちながら血圧が長年比較的低い水準を維持している人がいること，また一方，加齢と共に血圧が上昇する人がいることも観察した。そして，血圧水準が若いときから高い人のほうが脳血管疾患で死亡する確率が高いことを認めた。

　国際的にも国内でも，一般住民に対する栄養指導の中で食塩摂取の具体的なg数が示されるようになると，この決定に対して多くの意見が述べられ，討議されることが多くなった。

　すなわち，アメリカでは 1977 年，食事改善目標として「食塩の消費を約 50〜85％減らし」「食塩は 1 日約 5 g にする」[1]，イギリスでも 1984 年，循環器疾患予防のための栄養摂取に関する指針を発表し「食塩は現状(7〜10 g)より増やさないようにする。食塩摂取量の 30％は調理や食事中に添加されるものであり，減らすことが可能である」[15]，日本でも 1979 年以後「ナトリウム・食塩の適正摂取量として，高血圧素因のない人の場合という注が付いた上で 15 歳以上の成人男・女，ナトリウム 3.9 g 以下，食塩として 10 g 以下」とされた[1]。

　これに対して豊川裕之は，栄養所要量に関して 1977 年の時点で科学的データがどれほど出ているかを示したメルツの「ナトリウムと塩素の所要量には不十分なデータがあるか全くデータがない」と記載されていることを引用し，「そのような科学的知見の下で，食塩 10 g 以下であることが望ましい，という行政指導は妥当性を欠くものといってよいでしょう」[16]，また，イギリスで 1 日当たりの塩分摂取量は約 7〜10 g と推定され，この量は不必要に多いと注意している一般大衆に対する勧告について「この見解は，筆者にとっては，いささか残念であり，このような数値(厳しい食塩の制限)が日本でもそのまま罷り通ると，一般の人々がまた 7 g 以下に減塩しなさいと強迫されることになるのが怖い。筆者は疫学的立場で健康と食生活との関係を調べてきているが，食塩摂取量が 0(ゼロ)でもよいという暴論にはもちろん反対であるが，10 g 以下(1 日当たり)にすべきだという見解にも警戒している」と述べた[17]。

　このような豊川の意見は「栄養問題は単一要因になじまないほどに包括的現象を取り扱わねばならないと知るべきである」[18]という立場を示し，「食物消費構造という概念に立つと，食塩をたくさん食べると高血圧になるというのは，牛乳を飲むと胃ガンにならないというのと同じく，間違いだと思う。食塩をたくさん食べるようなダイエタリー・パターンをもっている連中は，

高血圧・脳卒中にかかりやすいだろうという考え方で，私の場合，説明しなければならない義務がある」と述べた[19]。また，食塩由来のナトリウムと他の食品由来のナトリウムについては別の検討をしなければならないと言ったが，その後の研究報告はないようである。

　自然に高血圧を示す系統で人間の本態性高血圧症と類似することから実験動物としてよく用いられるようになった SHR(spontaneously hypertensive rat：高血圧自然発症ラット)を，日本において岡本耕三と共につくり出した青木久三は「減塩なしで血圧は下がる」という題の本を書いた[20]。その中で「塩はほとんど無関係であることが判明した」という断定的な記述に対して日本医事新報誌に質問が来た。この標題について青木は「塩は本態性高血圧症の原因でない」または「本態性高血圧症の原因は塩ではなく，塩を原因とする高血圧は食塩性高血圧で二次性高血圧なのだ」とすれば読者の誤解がなかっただろうと回答した[21]。

　自然に高血圧発症する実験動物，SHR 出生を成功させた青木は，食塩を与えなくても高血圧が発生・持続することを観察[22]したので，このような見方から述べたのであろう。しかし同じ研究論文の中で，1%食塩水を飲ませ，また高食塩(2.76%)餌を食べさせると高血圧の程度が増強することも示している。高血圧は，主に遺伝という因子に支配され，ヤノマモ・インディアンが高血圧にならないのは「高血圧になる主遺伝子を保有していないため」と考えたり，食塩による高血圧は食塩性高血圧症であって本態性高血圧症でないと主張する研究者は「高血圧は塩が原因でなかった」[20]と言うのであろう。しかし，ヤノマモ・インディアンのような今まで塩を摂取しなかった人々が食塩をとるようになるとどう血圧が変化してゆくかは，追跡的疫学研究に課せられたテーマで，まだ結論が出ているわけではない。また日本のようにほとんどの人が小さい頃から高食塩摂取をしている中で，食塩性でない高血圧を発見することができるだろうか。自らの治療経験で「減塩食で高血圧が治

る人，つまり塩が原因の高血圧である食塩性高血圧症は，100人のうちせいぜい2人か3人に過ぎません」という根拠だけで論議を展開して良いものであろうか。

イギリスでは，脳卒中死亡率の低下傾向と塩購買量の資料から検討し，塩－高血圧の論議に役立つ内容には疑問があるという報告が出た[23]。

日本における脳血管疾患死亡率の低下傾向について，その理由を検討した結果を報告したが，食塩因子は無視できない要因であると述べた[24]。

バルスチン(P. Burstyn)らは，日本における高血圧は高食塩食のせいだとし，りんごによるカリウム摂取が多いと高血圧が少ないという著者の論文を引用し，研究した症例では食塩摂取を3倍にしても血圧に影響がなく，カリウム摂取もあまり影響がなく，わずかに Na/K 比に相関がみられただけなので，食塩を減らしたり，カリウムを増やすことが広告や食品製造に行われても，西欧社会の血圧を低くすることに貢献しそうもないと述べた[25]。スウェイルス(J. D. Swales)は，極端な食塩制限は血圧を下げるかもしれないが実際的でなく，中等度の食塩制限の効果は混乱しており，食塩制限が有害である可能性はまだ評価されていないので，食品中の食塩を減らすなど大々的に公衆衛生方策を主張するのは早すぎるであろうと述べた[26]。

また，一般住民に対する栄養勧告が出されたことについて，減塩の害はまだ調べられておらず，幾つかの症例に食塩摂取制限を行うことは理解できるが，このような例は数からいえば少なく，想像上の効果から勧告を受ける人が非常に多いにもかかわらず長期の影響は何も分かっていないという論説がランセット誌上に登場した[27]。

また，国際的共同研究 INTERSALT Study の成果が報告された 1988 年にも「塩の伝説は続く」(Salt saga continued)という題で「疫学による食塩と高血圧との弱い(weak)関連結果に基づいて，規範となる処方を出すことには反対しなければならない」という論説がイギリス医学雑誌に出[28]，その

後，幾つかの論争が続いた。

アメリカの医学雑誌(*JAMA*)には，栄養と血圧調節に関するシンポジウムのニュースとして「〈食塩〉に関する多彩な討論」が紹介された[29,30]。

「我々は，現在，一般の人々に低ナトリウム食を勧めたほうが良いという科学的根拠をもっていないし，またナトリウムの恐怖の余り同調しすぎる面がある」「高血圧を避けるためには食塩制限という単一処方は有効でない」「血圧調節におけるナトリウムの役割に関しては疑問の余地はなく，また低ナトリウム食がときに高血圧を是正する。しかし忘れてならないのは『ときに』という単語である」。その他，食塩摂取支持派・反対派，高血圧の原因などの討議内容が伝えられた。

1983 年「大集団住民を対象とした場合，全体としては食塩摂取が血圧に及ぼす影響はほとんどないという結果」が報告[32]され，日本語版[33]にもなったが，このような海外の「食塩摂取と高血圧は，ほとんど無関係」という論評が少なくないことに対して，堀江良一は「食塩が血圧に及ぼす影響は遺伝因子によって異なる。ほかの栄養成分によりその影響が修飾される。血圧値と相関するものは食塩そのものより摂取ナトリウムと摂取カリウムの比である」とする自らの成果を踏まえて論説[33]した。

同じ *JAMA* に，ホルデンの説には同意しないという論説も出た[34]。以前に，メネリー(G. R. Meneely)らが高ナトリウム・低カリウム環境と高血圧について報告した中で，多くの疫学調査において食塩と高血圧との関連が認められないのは飽和影響(saturation effect)によるのではという説を述べた[35]ことを引用しているが，調査対象のナトリウム 100 mEq/日(食塩約 5.8 g 相当)程度は腎臓の正常調節範囲である。もっと多量の食塩摂取をしている地域で全員が高血圧になるわけではないだろうが興味があり，重要なのだと述べた。

長期の低食塩食に害がないという説は，ドールの代謝実験[36]とか低食塩食

で生きてきた人々の観察で肯定されてきたが，前に述べた西牟田守ら[37]の運動時の汗中ミネラル濃度の検討成績などもあり，日本人のように習慣的に高食塩食で生まれ育った人間への低食塩食，労働・運動による発汗時の低食塩食，栄養指導の実践方法などについて更に検討が重ねられるべきであろう。

文　献

1) 佐々木直亮，菊地亮也：食塩と栄養．第一出版，東京，1980.

2) 福田篤郎：高血圧の疫学．第 15 回日本医学会総会学術集会記録，IV，535〜541，1959.

3) 福田篤郎：脳卒中頻度の地方差と食習慣．診療，**13**(12)，1476〜1483，1960.

4) 佐々木直亮：脳卒中頻度の地方差と食習慣「食塩過剰摂取説の批判(福田)」の批判．日本医事新報，**1955**，10〜12，1961.

5) Epstein, F. H. : Epidemiologic studies on the nature oh high blood pressure. /Metcoff, J., ed. : Renal Metabolism and Epidemiology of Some Renal Disease. National Kidney Foundation, New York, 1964.

6) Pickering, G. W. : Position paper ; Dietary sodium and human hypertension. /Laragh, J. H., *et al*. ed. : Frontiers in Hypertension Research. pp. 37 〜42, Springer-Verlag, New York, 1981.

7) 佐々木直亮：高血圧と食塩の関係．日本医事新報，**2649**，133，1975.

8) Dawber, T. R., Kannel, W. B., Kagan, A., Donabedian, R. K., McNamara, P. M. and Pearson, G. : Environmental factor in hypertension. /Stamler, J., Stamler, R. and Pullman, T. N., eds. : The Epidemiology of Hypertension. Proceeding of an International Symposium. pp. 255〜288, Grune & Stratton, New York, 1967.

9) Henry, J. P. and Cassel, J. C. : Psychosocial factors in essential hypertension. Recent epidemiologic and animal experimental evidence. *Amer. J. Epidemiology,* **90**(3)，171〜200，1969.

10) ヘンリー，J.，ミーハン，J. P. /堀 原一監訳：循環生理の基礎と臨床．pp. 159 〜170，医学書院，東京，1973.

11) 佐々木直亮：疫学面よりみた食塩と高血圧．最新医学，**26**(12)，2270〜2279，1971.

12) 佐藤徳郎，松下　寛：日本に多い本態性高血圧と脳卒中の環境因子に関する学説の吟味，特に寒冷刺激に対する考察．公衆衛生，**28**(2)，87〜101，1964.

13) 佐々木直亮：食塩と高血圧の疫学．Progress in Medicine，**3**(10)，1831

～1837, 1983.

14) 佐々木直亮：高血圧状態の個人特性と塩類摂取との関連. 病態生理, **4**(1), 67～69, 1985.

15) 鏡森定信, 中川秀昭：英国における循環器疾患予防のための栄養摂取に関する指針の変遷―1974 年と 1984 年の指針の比較検討―. 公衆衛生, **49**(11), 773～779, 1985.

16) 豊川裕之：健康と食生活. 学校保健研究, **22**(6), 278～285, 1980.

17) 豊川裕之：「食生活指針」の比較検討―栄養素から献立へ―. pp. 125～126, 農山漁村文化協会, 東京, 1987.

18) 豊川裕之：栄養学の新しい展開. 日本医事新報, **3149**, 132～133, 1984.

19) 豊川裕之：日本の食物消費構造を土台にした栄養政策の在り方. 第 3 回栄養政策研究会記録, pp. 67～68, 1978.

20) 青木久三：減塩なしで血圧は下がる. 主婦の友社, 東京, 1984.

21) 青木久三：本態性高血圧症と食塩. 日本医事新報, **3164**, 130～131, 1984.

22) Aoki, K., Yamori, Y., Ooshima, A. and Okamoto, K. : Effects of high and low sodium intake in spontaneously hypertensive rats. *Jpn. Circulation J.,* **36**(6), 539～545, 1972.

23) Cummins, R. O. : Recent changes in salt use and stroke mortality in England and Wales. Any help for the salt-hypertension debate? *J. Epidemiology and Community Health,* **37**, 25～28, 1983.

24) 佐々木直亮：脳卒中の疫学―なぜ減ったのか. 綜合臨床, **31**(12), 2929～2936, 1982.

25) Burstyn, P., Hornall, D. and Watchorn, C. : Sodium and potassium intake and blood pressure. *Brit. Med. J.,* **281**, 537～539, 1980.

26) Swales, J. D. : Dietary salt and hypertension. *Lancet,* **i**, 1177～1179, 1980.

27) Brown, J. J. et al. : Salt and hypertension. *Lancet,* **ii**, 456, 1984.

28) Swales, J. D : Salt saga continued. *Brit. Med. J.,* **297**, 307～308, 1988.

29) Medical News : More' salt' talks ; diet and hypertension. *JAMA,* **248**, 2949～2951, 1982.

30) Medical News/田辺晃久訳：“食塩”に関する多彩な討論. *JAMA* 日本語版, 19～24, 1983.

31) Holden, R. A., Ostfeld, A. M., Freeman, D. H., Hellenbrand, K. G. and D' Atri, D. A. : Dietary salt intake and blood pressure. *JAMA,* **250**, 365～369, 1983.

32) Holden, R. A., *et al.*/藤田敏郎訳：食塩摂取と血圧. *JAMA* 日本語版, 27～32, 1984.

33) 堀江良一：塩分制限は果して“無意味”か. モダンメディシン, 72～73,

1984.

34)　Scribner, B. H. : Salt and hypertension. *JAMA,* **250**, 388〜389, 1983.

35)　Meneely, G. R. and Battarbee, H. D. : High sodium-low potassium environment and hypertension. *Amer. J. Cardioligy,* **38**, 768〜785, 1976.

36)　Dahl, L. K. : Salt intake and salt need. *New England J. Med.,* **258**, 1152〜1157, 1205〜1208, 1958.

37)　西牟田守 : ナトリウムの必要量. 医学のあゆみ, **156**(3), 224, 1991.

18 人によって違う食塩への反応

　ケンプナーの高血圧に対する食事療法が発表されたとき，非常に厳格な減塩療法で実際的でなかったことや，すべての症例に効果があったわけではなかったことから高血圧患者に接する臨床家の間には広まらなかったようだ。

　現在でも，自分の診ている患者すべてには減塩療法が効かないという経験から「塩は高血圧の原因ではない」と考える臨床家は多い。

　しかし，患者の話だけで高血圧を判断することは，既に出来上がってしまった疾病が出発点なので限界があると考えられる。おそらく，健康な人を含めて接近してゆく「疫学」によって，多くの疾病の「自然史」が判明してきたのではないだろうか[1]。

　我々が人間の血圧をどのように考えるか「血圧論」を述べ，その立場上，集団評価から個人評価へと研究の成果をあげることができた。

　血圧の個人評価という研究計画によって成果を報告した例はほとんど見当たらないが，東北地方住民の血圧を長期に観察・検討した結果，地域内ほとんど全ての人々の個人別血圧推移について報告できた[2]。

　すなわち，約20年にわたって得た資料によると，血圧水準と加齢による推移は各個人によって若い頃から相違していること，そして個人の相違は環境と病因に影響を与える多要因によって左右されていると考察した。

　その環境要因の1つ，「塩」との関連はどうであろうか。

　東北地方の人々は最近，以前と比べて食塩摂取量がいくぶん少量になったとはいえ，国際的にみれば極めて多量の1日10g以上という食塩を小さい頃から摂取して育ったことは間違いないが，この地方に生まれ育っても血圧が長年にわたって割合低い水準で推移する人がいるかと思えば，加齢と共に

血圧が上昇する人もいる。また，血圧水準が若いときから高い人のほうが脳血管疾患で死亡する確率が高いことも先に述べた。

　ここでは，既に出来上がった高血圧患者を研究対象とした食塩摂取との関連を検討する臨床的研究とは異なって，疫学的研究により人がなぜ高血圧になるか理解を深めたと思う[3]。

　同じ人間でありながら，血圧はなぜ個人個人違うのであろうか。

　「人類遺伝学と疫学とは多くの共通点をもっている。遺伝子は病気の頻度と分布の重要な規定因子であり，疫学所見を説明する仮説の設定にはこれについての考慮が必要と思われる」とマクメーン(B. MacMahon)は疫学の原理の中で述べている[4]。

　遺伝の本質が明らかになったのはメンデル(G. J. Mendel, 1822〜1884)以後といわれ，エンドウの交配によって種々の特徴的「形質」が現れる法則性について述べたことが現代の遺伝学へとつながるのだが，血圧はその「形質」に当たるだろうか。

　疫学的研究を展開していて「高血圧と遺伝」という課題が与えられたとき，東北地方のような高食塩食で生まれ育った住民のうち多くが小さい頃から高血圧になり脳血管疾患で死亡する一方，一生最高血圧 100 mmHg 程度で長生きする人がいるのは，「高血圧と遺伝」の関連で考えると要因は未定だが，いわゆる遺伝的な因子に規定されていると考えるべきであろうかと述べた[5]。

　1950 年代になると，実験的高血圧研究の中では，ウサギとかラットの高血圧同士を選択的に交配させて血圧の高い系統をつくり出すという方法論が発表された。

　ドール(L. K. Dahl)は，約 25 年以上にわたって 45,000 匹以上のラットの飲料水に食塩を付加するという動物実験を行い，単に食塩を与えるだけで数千匹が高血圧になり，中には数カ月で高血圧のため死亡する例があることを認め，このような食塩に対する反応の違いは，遺伝学的基礎(genetic　substrate)に差があると推定した。そこで選択的同系繁殖(selective inbreeding)の技法を用いて検討を始め，5〜7代で系統差を認めて30代でその差が明確になったので，高食塩に敏感に反応し高血圧になる系(sensitive：S)となかなか高血圧にならない抵抗のある系(resistant：R)があると報告した[6]。

日本では岡本耕三，青木久三によって高血圧自然発症ラット(SHR, 1963)が作成され[7]，その後，脳卒中易発症SHR(SHRSP, 1974)，動脈硬化モデル(ALR, 1976)，血栓症モデル(STR, 1978)など種々の病態モデルラットが確立された[8]。

SHRを作成した1人，青木久三に「血圧の高いほうだけ交配して，低いほうを交配しなかったのはなぜか」と質問したが，それは「単に予算の問題だ」とのことであった。

このように，高血圧自然発症ラットのような実験動物が出来たことにより研究は進み，疾病予防の方法まで考察[8]できるようになったが，人間の場合はどうであろうか。

1978年，川崎晃一らは原因の判明しない特発性高血圧(idiopathic hypertension)について厳密な臨床的研究を行い，高食塩食の場合の血圧反応によって，食塩に敏感な(salt-sensitive)患者と食塩に敏感でない(nonsalt-sensitive)患者に分けられると述べた[9]。

すなわち，少なくとも4週間は血圧降下剤を与えず，ナトリウム(Na)9＋100 mEq(食塩約6g相当)を含む平均的な食事の後，9 mEqの低Na食(約0.5g)で1週間，240 mEqの高Na食(約14g)で1週間，最終日の検査成績で比較検討する方法であった。血圧は，最低血圧に脈圧の1/3を加えた平均血圧が10%以上に変化したか，10%未満であったかによって食塩に敏感な患者とそうでない患者に分けた。

この報告以後，食塩に敏感な人・敏感でない人とか，食塩への反応は人によって違う等が一般にいわれるようになった。

では，本質的な差は何であろうか。

「本態性高血圧の病因は，現在でも明白な結論を見いだされていない。しかし，内外多数の研究により，遺伝が高血圧の発症に重要な役割をもち，これに精神的ストレス，過労，食事，といった環境因子が関与して発症すると考えられている」と森沢康は述べた[10]。

食塩との関連としては，家族歴のあるものに高血圧は多かったが，食塩消費は高血圧患者と正常血圧者に差がなかった。しかし，出来上がった高血圧の重症度には何か関連がありそうだという報告も出た[11]。

また，食塩に敏感な高血圧患者の割合が多いことは，各種人口集団で高血圧者の割合が違う説明にはなるかもしれないという論説[12]や，食塩に敏感な患者を見分ける方法が出来たら予防医学に大きな進歩があるだろうという論説[13]も出た。

簑野脩一は高血圧の遺伝と環境の問題を，Platt–Pickering の論争，動物における遺伝性高血圧，人間の血圧の遺伝要因から述べ，遺伝性の高血圧発現機序として，① 交感神経系の反応性，② 細胞膜の Na, K 透過性について触れ，「ヒトの高血圧の発生に遺伝が深く関わりあいをもっていることはまちがいない。その遺伝形式が単一の遺伝子に基づくものでなく，多数遺伝子が関係していることも疑いない。従って遺伝の発現機構も多様の生理的生化学的機構を通じて現れるものとみられる」と述べた[14]。

このような点から疫学的研究で得られた成果をみると，まさに食塩と健康，特に高血圧発現について，中でも東北地方での疫学的研究の成果は「人間社会における高食塩食に関する自然な実験の結果」を観察したものといえないだろうか。

我々の疫学的研究成績によると，一地域内の夫婦・親子の血圧を数回測定して個人評価した上検討したところ，親子・兄弟姉妹の血圧水準には有意な相関があるのに，一方，結婚後同じ家に長年住み，同様な生活を営み，食塩

摂取量にも相関があると思える夫と妻の血圧の間には相関関係がほとんどない。また，小学生や中学生の頃から既に血圧水準がいつも高め，低めの人がいながら尿への Na, K 排泄量間には有意差がないという所見も得ている。このように，同じ環境にいる人でも血圧水準を規定するいわゆる遺伝体質的な要因をもつことを示唆している[5,15]。

　最近，食塩に敏感な人間の本態性高血圧について，関連しているのはナトリウムイオンのみかどうか，同じナトリウム化合物を用いて差を観察した報告があった[16]。

　遺伝因子についての研究は「まだ緒についたばかりであり，ほとんど未知の領域といえる。基礎・臨床の両面から真相が次第に明らかにされ，高血圧の成因・予防・診断治療に一層の力を加えることが期待される」[14]時代であろう。

　1988 年，医学誌に「高血圧症に対する食塩制限の有効性」「アメリカでも議論が高まる」「少なくとも半数の患者が食塩感受性」「食塩感受性患者をどのように鑑別するか」「望まれる簡便な検査法」といった記事が登場した[17]。

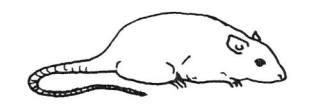

文　献

1)　佐々木直亮：今こそ発想の転換を 疫学による予防医学へ. 衛生の旅 4, pp. 6〜9, 1988.

2)　佐々木直亮：東北地方住民の血圧の推移について. 第 3 報　個人の血圧の推移. 弘前医学, **36**(3), 402〜416, 1984.

3)　佐々木直亮：高血圧状態の個人特性と塩類摂取との関連. 病態生理, **4**(1), 67〜69, 1985.

4)　MacMahon & Pugh/金子義徳, 額田粲, 廣畑富雄訳：疫学―原理と方法―. p. 223, 丸善, 東京, 1972.

5)　佐々木直亮：高血圧と遺伝. 綜合臨床, **24**(9), 2449〜2458, 1975.

6)　Dahl. L. K. : Salt intake and hypertension. /Genest, J., Koiw, E. and Kuchel, O., eds. : Hypertension, Physiopathology and Treatment. pp. 548 〜599, McGrawhil, New York, 1977.

7)　Okamoto, K. and Aoki, K. : Development of a strain of spontaneously hypertensive rats. *Jpn. Circul. J.,* **27**, 282〜293, 1963.

8)　家森幸男：栄養による脳卒中の予防. 栄養学雑誌, **41**(3), 129〜137, 1983.

9)　Kawasaki, T., Delea, C. S., Bartter, F. C. and Smith, H. : The effect of high -sodium and low-sodium intakes on blood pressure and other related variables in human subjects with idiopathic hypertension. *Amer. J. Med.,* **64**, 193〜198, 1978.

10)　森沢　康, 荒川　勝：高血圧の遺伝素因. 綜合臨床, **36**(1), 11〜18, 1987.

11)　Swaye, P. S., Gifford, R. W. and Berrettoni, J. N. : Dietary salt and essential hypertension. *Amer. J. Cardiol.,* **29**, 33〜38, 1972.

12)　Hypertension-Salt Poisoning ? *Lancet,* **i**, 1136〜1137, 1978.

13)　New evidence linking salt and hypertension. *Brit. Med. J.,* **282**, 1993 〜1994, 1981.

14)　簱野脩一：高血圧の遺伝と環境. *Current Concepts in Hypertension,* **3**(1), 14〜18, 1982.

15)　佐々木直亮, 菊地亮也：食塩と栄養, pp. 79〜81, 第一出版, 東京, 1980.

16)　Kurtz, T. W., Al-Bander, H. A. and Morris, Jr., R. C. : "Salt-sensitive" essential hypertension in men. Is the sodium ion alone important ? *New England J. Med.,* **317**(17), 1043〜1048, 1987.

17)　Medical Tribune, p. 31, 1988. 10. 13.

19 塩味の好み

　中国の古い医学書「黄帝内経」に海の水は鹹味（からみ）があること，飲食物には5つの味すなわち酸・苦・甘・辛・鹹があって各味の好む臓器があり消化吸収されるとそこに入ること，例えば鹹味のものは腎臓に入ること，この五味を偏食すると病が起こること，など書いてあるのは前に述べた。

　インド医学の古典「アーユルヴェーダ」中，味の種類に関する箇所では6種類と書かれている[1]。すなわち，空・風・火・水・地の5大要素にはそれぞれ声・触・色・味・香があり，味は水性的であるが，他の4元素と結合して成熟し甘・酸・鹹・辛・苦・渋の6種に分かれ，更にこれらの味は互いに結合して63種に区別されると述べている。

　古代ギリシャ時代から味に関する記録があるが，アリストテレスの7味の記録が最初といわれている[2]。すなわち，sweet・bitter・sour・salty・astringent（収れん味）・pungent（辛味）・harsh（粗っぽいざらざらした味）の7つであるという。

　そして現代まで引き続き，味覚に関する研究が行われるが，その間の研究の関心事は基本的味覚要素，味刺激受容体の同定並びに神経伝達などであり，20世紀に入って味覚心理学が加わり，更に電気生理学的手法が考案された[2]。

　佐藤昌康らは味覚の生理学として，① 味覚受容の分子機構と味覚受容たんぱく質，② 味覚の異常と生体内部環境変化との関連，③ 味の質の情報が末梢神経線維をどのように伝わるか，④ 味覚中枢における情報の処理機構について述べている[3]。

　一般的に，味覚は甘・酸・苦・塩のいわゆる4原味から捉えているが，1908年，池田菊苗は日本古来の「だし材」である昆布からグルタミン酸ナ

トリウムを抽出し，4原味では表現できない味「旨味」を見出した[2]。

　人間の舌の味覚感受性は部位的に差異があり，先端が甘味・塩味に，側縁部は塩味・酸味に，舌根部は苦味に敏感である。

　哺乳動物において，舌の前2/3部の味覚情報は舌神経ー鼓索ー顔面神経を経由して，後1/3部のそれは舌咽神経を経て中枢へ伝えられる。

　舌に化学刺激が与えられると，鼓索，舌咽神経から持続性のインパルス放電を記録することができる。

　このような情報が大脳皮質味覚領に伝えられ，ここで総合と識別操作が行われる。

　また，種々の疾病時に起こる味覚異常が研究されている。

　実験動物においては，副腎摘出したラットの嗜好選択行動試験で，食塩に対する味覚閾値が低下する。

　デントン(D. A. Denton)やブレイヤ(J. R. Blair-West)らは，高等哺乳類の食塩調節機構について，食塩欲・アルドステロン分泌調節から論じ，高血圧との関連を述べた[4,5]。

　マテス(R. D. Mattes)は，食塩についての敏感性，感受性，選択，食塩欲と，高血圧に関する治療・診断・予測・機構の関連について文献を批評しているが，塩に対する味覚の変化が血圧の上昇や食塩摂取を左右することはなく，味覚機能と食塩消費との関連を示した文献もないこと，更に集団内で食塩摂取と血圧は有意な相関がないと述べた[6]。

　このように，味覚の研究では閾値，味盲，伝達，異常味覚などについて数多く報告されている。しかし，人が一般的にいう「塩味嗜好」についての研究はほとんどなされていない[7]。

　好みを客観的に表現するのは極めて困難である。

　しかし，現実に我々は「今日の味噌汁は塩辛かった」という表現をしている。

　このことは，何か自分の好んでいる味覚を基準にして，比較判断しているように思われる。この基準となる味覚を数量化すれば，塩味の好みを客観的に表現できるのでないか[8]。

　1つは，塩分 0.2% 間隔で適当範囲内，30±5℃ の溶液を濃度順に 1 列に並べ，盃で味見させ，最も適当な塩味をしている液を選ぶ方法を考案した。

　この方法を用いて塩味の好みについての疫学的研究を行った。

　或る人口集団の塩味の好みは，食塩の濃度としてほぼ正規分布するが，対象によって異なり，地方差，時代差があるが，精神労働，肉体労働とは直接的な関係はなさそうであった[8]。

　国内では塩味の好みに地方差があり，東北地方は塩辛い味を好むようだった[9]。また，同じ東北地方でも 20 年経過した後，女子短大生の塩味の好みが 1.37% から 1.10% に変化した[10]。

　今後残された問題はあるものの，塩味の好みについての応用面を考えるときは，実際上習慣として取り扱って差し支えないのではなかろうか[8]。

　妻鹿友一は，食塩は生命保持に不可欠の物質であり，摂取する際に人間は味覚を頼りにしていると，味覚がどんな役割をしているかの定量的検討を行った。日本人の場合，米・果物など無塩で食べる食品もあることから，食塩不足を見込んで，味覚が「うまい」食塩量を保つようになったと考えた。味覚は単なる化学的・物理的被刺激系でなく，cognitive（認識力）に調節された被刺激系であろうと述べている[11]。この論文は，前に述べたブンゲ説に基づいているようだ。

　かつて日本人の食塩所要量を決定したとき「一般に好ましい塩味は 1.0〜1.2% とされている」とし，これを基準に摂取食物の重量を乗じて食塩摂取量を出し，また「要求量のほか，味覚や嗜好による摂取量，すなわち習慣的摂取量を考慮しなければならない」としたことに疑義を述べたことがある[7]。

　この「塩味の好み」はどのように形成されるのであろうか。

　我々は現在，味噌汁はこのくらいの塩味が適当だとか，佃煮はこのくらいの塩辛さが良いとか，さまざまな食品の塩味がどのくらいであるかを知っている。しかし，一度も見たことや食べたことがない食品を最初に味見するとき，塩味がどのくらいが適当かは迷わざるをえない。この迷いは，その食品に対して比較の基準となる「塩味の好み」がないために起こるものであろう。ところが，その食品を数回味見したり，知識としての食塩濃度などが明らかになってくると，次第に味覚の判定ができるようになる。このようなことから，基準としての塩味の概念，すなわち「塩味の好み」は，学習により形成された習慣の現れと理解できるだろう。

　パパア・ニューギニアでは，味つけに用いる「しお」の化学的成分がカリウム塩である。生まれてこのかた現地の「しお」しか知らない人達に「食塩」を与えても「しお」でないと言い張った経験談は前にも述べた。

　狼に育てられた子供が人間と生活をするようになると，今まで食べなかった塩も好きになったという観察もある[12]。

　更に，同じ塩分の濃度の溶液を味見させても，食塩だけ溶かした液で塩味の好みを求める場合と，何か具体的な食品，例えば味噌汁の塩分はどのくらいが良いか頭で考える場合では，選ぶ濃度は移動することがある。このことは，塩分判定が人間として極めて高次の判断能力を要するためと思われる。

　塩味の好みの高い人は，食品でも塩辛いものを好み，もし好みに合っていると自然と摂取量も多くなり，それに伴って食塩摂取量も多くなると推測される。しかし，だからといって塩味の好みは人間としての主観の問題であり，食塩摂取量そのものは直接関連しているとは限らない。単に塩辛い味が好きとか嫌いとか，塩味嗜好の調査成績をもって血圧との関連を検討している研究報告は多いが，そのような調査方法で何を目的とし，知ろうとするのであろうか。

　「うまい」と人が思っても，独立して「うまい物質」があるわけではないのではないか。

　あらゆる物質の総合が，特有の味覚情報を人に与えるのではないだろうか。

　それを，経験によって人がどのように判断するかが問題ではないだろうか。

　種々の化学物質がひき起こす味の性質は，主として多くの神経線維またはニューロンにおける活動パターンに基づいて識別されることが知られている。

　味覚の電気生理学的研究によると，味覚の受容器は味蕾で，味刺激に対する鼓索神経応答の空間的あるいは時間的パターンが互いに類似していれば似た性質を示し，栄養素としては異なったパターンをもっていても極めて似通った反応を示すことがある。

　そして，大脳皮質においては味質の単なる識別よりも少し高等な機能，例えば味の認知，あるいはそれに関した学習というようなことが行われているらしい[13,14]。

　例えば，食塩と酢は栄養素として全く異なるにもかかわらず，似たもの同士と判断されるようである。りんごと高血圧との疫学的研究の途中，頭に浮かんだ「酢」の問題として，低塩にするための実際的な食生活改善指導の際，食塩の代わりに食酢を用いると合理性があると思ったが，それ以上の追求はしなかったと述べた[15]。「あんばいが良い」の語源になった「塩梅」について語られる機会が多いのも，こんなところに起源があるのかもしれない。

　アジアの味覚文化について，食塩なしには生まれないとか，アジアでは食塩のないところ味覚文化はないという意見もあるが[16]，世界各地における「うま味の誕生」で登場する発酵食品の物語[17]中，塩はたいていの場合付随するが，塩のない「うま味」もある。

　人間が食生活の中で食品に調味料を付け始めたとき，塩が最も早い時期からあったことは想像できる。

　しかし，塩が調味料というより，もっと本質的に人間にとって必須なもの

だったとする見解を述べている文献もある。しかし，食生活への塩の使用は，人類の歴史からみれば比較的新しいことかもしれない。

またこの地球上，塩のない文化の中で何千年も生きてきた人がいることは前にも述べた。

従って，人間が調味料として塩を利用し始め，それが習慣になったと考えるのが妥当ではないだろうか。

体内で水分が欠乏したとき「渇」の感覚が生じて飲水行動が起こり，それで調節されると前に述べた。

副腎皮質機能不全で治療を受けていないアジソン病患者の食塩味覚閾値は，健康人の約 100 分の 1 に低下しており，15〜20% の患者は非常に強く食塩を欲しがると報告されている。

一般に塩味の好みが高く，塩に対する食欲があるときとか，また労働をして汗をかいたとき，水ではなく塩を欲しがるのはどうしてであろうか。

文明化した社会において，塩の欲求(salt　appetite)は塩の要求(salt requirement)と等しいものではないと述べたのはドール(L. K. Dahl)であったが，塩に対する欲求はそのまま必要だからと短絡的に考えて良いのかという問題がある。

塩への食欲は人間の欲求(demand)なのか，本来入り用だという必要(need)なのか。

心理学では，必要というときニード(need)という言葉を用いる。

動物と違う人間の高度な精神作用を思い浮かべると，広い意味の生命・生活を考慮し，そのために塩の欲求があったとしたら，本当に必要なものと考えるべきであろうか。

塩味の好みが，人間社会に発生した習慣によるとしたら，そしてもしその習慣が健康にとって悪いものだとしたら，見直しがあっても然るべきだと考えるのであるが。

$$\boxed{\text{文 献}}$$

1) 大地原誠玄訳：スシュルタ本集，p. 292，アーユルヴェーダ研究会，大阪大学医学部衛生学教室，1971.
2) 小俣　靖："美味しさ"と味覚の科学．日本工業新聞社，東京，1986.
3) 佐藤昌康：味覚の生理学―序．医学のあゆみ，**80**(1)，25〜26，1972.
4) Denton, D. A. : Evolutionary aspects of emergence of aldosterone secretion and salt appetite. *Physiol. Rev.*, **45**, 245〜295, 1965.
5) Blair-West, J. R., Coghlan, J. P., Denton, D. A., Funder, J. W., Nelson, J., Scoggins, B. A. and Wright, R. D. : Sodium homeostasis, salt appetite, and hypertension. *Circulation Research,* **26, 27**, Supplement II, 251〜265, 1970.
6) Mattes, R. D. : Salt taste and hypertension : A critical review of the literature. *J. Chron. Dis.,* **37**(3), 195〜208, 1984.
7) 佐々木直亮，菊地亮也：食塩と栄養．p. 21，第一出版，東京，1980.
8) 福士　襄：食塩摂取についての基礎的研究　特に塩味の好みについての研究，第1〜6編．弘前医学，**11**(1)，141〜166，1960.
9) 福士　襄，井手上慶子：食塩摂取についての基礎的研究―特に塩味の好みについての研究，第7編．弘前医学，**14**(3)，502〜508，1963.
10) 佐々木直亮：食塩と高血圧．健康管理，**310**，2〜15，1980.
11) 妻鹿友一：食塩摂取に於ける味覚の意義の検討．阪大医誌，**3**(1)，23〜35，1951.
12) ゲゼル，A. /生月雅子訳：狼に育てられた子．家政教育社，東京，1967.
13) 佐藤昌康編：味覚・臭覚の科学．朝倉書店，東京，1972.
14) 佐藤昌康：味覚識別と中枢ニューロン．日本医師会誌，**84**(1)，8〜15，1980.
15) 佐々木直亮：りんごと健康．p. 92，第一出版，東京，1990.
16) 近藤　弘：日本人の食物誌．p. 262，毎日新聞社，東京，1973.
17) 柳田友道：うま味の誕生―発酵食品物語．岩波新書161，東京，1991.

20 食塩と胃癌との関わり

1870 年，イングランド・ウェールズにおける癌の死亡統計に基づく「癌地図」が作られ，地質図との比較が行われた。

すなわち，癌についての「地理病理学的観察」である。

前世紀の中頃，イギリスに端を発した癌の地理病理学的研究は，今日の概念からすれば疫学(Epidemiology)というより地方流行病学(Endemiology)の形で進展していた。

日本でも死亡統計をとるようになると胃癌死が多いことはすぐ判明したが，瀬木三雄らは世界各国の統計官庁に直接問い合わせて入手した資料によって，胃癌の訂正死亡率を算出した[1]。

訂正死亡率は，1950 年における 46 ヵ国の男女合計人口の年齢構成を基準として計算された。すなわち，各国人口の年齢構成が 46 ヵ国合計のものと等しいと仮定して示す死亡率であるが，1954〜1955 年の日本における胃癌訂正死亡率は，男女ともチリに次ぎ世界第 2 位と高いことが分かった。

その後，他の国の胃癌死亡率は減少傾向にあるものの，日本では 1966〜1967 年で第 1 位にとどまった[2]。

胃癌死亡率の分布図を調べると，文化条件や社会条件等で解決できない「奇妙な地図」が描き出されることは前世紀から知られていたが，このように比較検討する近代的疫学手法の第 1 歩ともいうべき「記述疫学」によって癌への重要な手掛かりが与えられ，世界の学者が「癌の疫学」に興味をもつようになった。

そして，なぜ日本に胃癌死が多いのか解明するために数多くの要因との関係が検討され，次第に胃癌の実態が浮き彫りにされていった[3]。

　佐藤徳郎は，胃の粘膜に損傷を与える物質を検索し，その１つとして高濃度の食塩含有食品を考えた。そこで動物実験を行い，「高濃度食塩含有食品の胃粘膜障害作用の原因について」「日本人の食塩摂取の形態」「高濃度食塩含有食品による胃壁障害発現を左右する因子について」考察を行い，チリは日本より胃癌が多いが食習慣はほとんど分かっていない…とした上で「食塩含有食品を摂取することが胃癌を多発させる原因である」との作業仮説を立て，この学説について適否を吟味した[4,5]。

　1959年，佐藤徳郎はロンドン滞在中に「何処へ行っても山際先生のこと，吉田教授，瀬木教授のことを聞かれます」「デンマーク，コペンハーゲンで，Dr. Clemmesen に会いました。丁度南阿の癌調査に参加し，帰られたばかりで向こうの様子を話されました。アメリカ，ベルギーの学者の人と協同調査で，南阿では Schweizer 博士に会ったとき，どうも土人の胃癌は塩からいものをとるためらしいと話しておられたそうです。そうだとするとデンマークの胃癌『田舎に多く，また貧困者に多い』がよく説明できると Dr. Clemmesen は話していました」と便りを日本へ送った[6]。

　癌(Krebs, cancer)は昔からある腫瘍で，その原因について病理学者のフィルヒョー(R. Virchow)は細胞病理学の立場から慢性刺激説を唱えた。ドイツに留学してフィルヒョーから教えを受けた山際勝三郎は「ヒトリ環境ノ感化ハ，能クガン細胞ヲ養成ス」との「胃癌発生論」を出版，その説を実証すべく癌の発生実験を行って，世界で初めて人工タール癌発生に成功した。市川厚一と共にウサギの耳に切り傷をつくってコールタールを長期間塗るという操作を行った。大正4(1915)年5月，「癌出来つ　意気昂然と　二歩三歩」と山際をしていわしめた日がやってきた[7]。

　この癌の実験的研究によって，原因解明には化学物質へ目が向けられ，次々と研究が進んだが，「細胞の癌化には少なくとも２つの段階がある―イニシエーションとプロモーションである」と考えられるようになった[8,9]。

　イニシエーションとは「引き金を引くもの」で，プロモーションとは「癌化の完成を促すもの」である。

　そして現在，世界中の癌研究者は究明に日夜しのぎを削っている[10]。癌の発生は，遺伝子を含め多要因があるととらえられ，多段階の癌の発生，また癌の発生を抑制する要因も考えられ，それらの要因が探求される時代となった。

　その中で，食塩と胃癌との関わりはどう研究が展開され，その結果，現在ではどのように考えられているだろうか。

　佐藤徳郎らは，日本各地における胃癌死亡率と，高濃度食塩含有食品摂取状況との関係を検討し[11,12]，また北部・中南部ヨーロッパにおける高濃度食塩含有食品摂取状況と胃癌死亡率の時代推移について報告し，高濃度食塩含有食品摂取が減った地域，例えばノルウェー，フィンランドなどでは胃癌死亡率が急速に低下しつつあると述べた[13,14]。

　胃癌について，特に食事因子に関しては平山雄によって疫学的研究も進み，食塩過剰摂取やカルシウム不足は関連があると指摘された[15]。

　ヘンセル(W. Haenszel)らはハワイ日系人の研究で，漬け物・干し魚・塩魚などを胃癌群が対照群に比べてより多く食べていることを明らかにし，一般的に日本型の食事をする人に胃癌の危険率が高いと報告した[16]。

　また，食塩摂取が多く，脳血管疾患死と高血圧が多いニューファンドランドの死亡統計を疫学的に分析すると，日本ほどではないが胃癌による死亡率が高い[17]。

　加美山茂利らは，相接している秋田県と岩手県の2町村で胃癌の死亡率が著しく異なる理由を探求し，食塩排泄量は14〜15gと差がないが，食事の変異原性を比較すると，胃癌高率地域では変異原性の高い食事をとり，低率地域では低い食事をとっていると報告した[18]。

　また，広畑富雄らによる日本人の胃癌患者・対照研究を行った成績もあ

る[19]。

　これら胃癌の成因についての研究をまとめ，広畑は，今までの研究によると米・じゃがいもなどの穀類・でんぷん質，塩辛いもの，漬け物など塩魚・干し魚・焼き魚を多くとる人にリスク（危険）が高くなり，一方，牛乳，生野菜，果物などはリスクを低くすると述べ，胃癌の原因は決して完全に解明されたわけではないが，このような「リスクを高めるものを減らし，リスクを低くするものをとる」というパターンの食事が胃癌の予防に実際上重要と考えた[19,20]。

　胃癌を人工的に発生させる動物実験はなかなか成功しなかったが「ラットの胃癌の研究で有名なN-メチル-N'-ニトロ-N-ニトロソグアニジン（MNNG）を胃に少し作用させる。あまりやらないで，そこにプロモーターをやると胃癌が沢山できたとする」といった杉本[9]らは，1984年にようやく食塩が「MNNG」による実験的胃癌のプロモーター作用をもつことを証明した[21]。

　高橋道人らは，同じく消化器発癌に対する食塩の影響について実験したが，胃癌の2段階発生のイニシエーション時期にもプロモーション時期にも高食塩食が作用し，促進的な影響を及ぼす因子であることを明らかにし，「このような日常的に食生活と深く関わる物質が，それほどかけ離れない濃度で生体に作用している事実は重要であると思われる。今後，食塩の種々の発癌に対する修飾作用の解明が望まれると同時に，食生活において食塩の摂取量をできるだけ低下させることが，循環器系疾患ばかりでなく，胃癌の予防の見地からも重要と思われる。」と述べた[22~24]。

　このような研究が進む中で，胃癌の予防と日常生活について，特に食塩については現在次のように述べられている。

　「胃癌の場合には，どうも極度に高い塩の摂取がプロモーターということが考えられている」[8]

　「第3番目は，塩からいものを大量とってはいけない。発がん性物質の研究で，第1段階でがん化のひき金となるものの次に第2段階の作用を持っているものが見つかってきた。例えば塩です」[25]

　「塩辛いものを多量に食べない」[26]

　「塩蔵品，漬物，くん製の摂取を減らす。これらを多食する中国，日本，アイスランドには，胃癌，食道癌の発生が多い」[27]

　「高濃度食塩は疫学的研究，動物実験から胃がんの増加要因であるとみられている」[28]

　「食品の保存方法(塩蔵，くん製，冷蔵・冷凍保存)なども，直接的また間接的に発がんに関係しているとみられる」[29]

　「食塩は胃癌のプロモーターであることは確かです」[10]

　「胃がんは慢性胃炎があり，とても塩辛いもの，とても熱いものが好きで，タバコをたくさん吸い，大酒をのみ，大めし，早喰いで良く噛まず，野菜，緑黄野菜，乳製品を摂らず，胃に負担のかかる食習慣の人に多い」[29]

　昭和40(1965)年，癌や循環器疾患の疫学的研究は開始されたばかりだったが，科学技術庁資源調査会はアメリカにおける冷蔵庫の普及と胃癌死亡率の低下という時代的背景にヒントを得た。そして循環器疾患として，日本では若い人でも脳血管疾患が多発するのは塩蔵品の習慣的多食が関連していそうだと考え，また乳製品のような「高位保全食品」の摂取割合を増して健康水準を向上させることを願って，「食生活の体系的改善に資する食料流通体系の近代化に関する勧告」(いわゆる塩蔵から冷蔵にするコールドチェーンの普及についての勧告)をまとめた[30,31]。これは考え方によっては食生活への国家的干渉ともいえる方策だったが，結果的にはその後，胃癌や脳卒中死亡率は好転した。

　「胃癌死亡の減少には検診など早期癌発見によって治療成績をあげる努力が実を結んだ部分もあるが，胃癌の発生そのものが減少している面も大きい。

胃癌減少の原因として一番考えられるのが食塩摂取量の減少と冷蔵庫の普及により生鮮食料品をとれるようになったことである」[32]

「食生活の改善(米と食塩の摂取量の減少により胃がんのみ約30%の減少が見込まれる)により約8%のがんの予防が可能であると推計された」と述べられている[33]。

1970(昭和45)年,ロンドンで第6回世界心臓学会が開催され,そのときの高血圧の成因に関する円卓会議において「食塩因子」について述べたが,ヨッセンス(J. V. Joossens)は追加発言として,世界の死亡統計をもとにしても食塩摂取は脳卒中と胃癌両者に関わりのある問題だとした[34]。

1982年,全米科学アカデミーの「食物,栄養とがん」に関する特別委員会報告が出た。その中で食塩との関連資料には触れていないが,「がん予防のための当面の食事指針」で「世界のいくつかの地域,特に中国,日本,およびアイスランドのように,塩蔵品(塩漬を含む),あるいはくん製食品を食べる国民に,ある部分のがん,特に食道や胃がんの発生が他の地域よりも目立つ。さらに,食品のくん製法や塩蔵法の中には,高濃度の多環式芳香族炭化水素と,N-ニトロソ化合物を生成するものがあるようである。これらの化合物は,バクテリアに突然変異を誘発したり,動物にがんを発生させるが,ヒトに対する発がん性も疑われている。それゆえ,委員会は,塩蔵品(塩漬を含む),およびくん製食品の摂取は最小限にとどめるように勧告する」としている[35]。

1983年,ミルビッシュ(S. S. Mirvish)は,胃の中で亜硝酸塩からニトロソアミン(nitrosamines)が出来,それが胃癌の成因となる可能性があるのではないかとの立場から総説を書いた。その中で高食塩濃度の影響について触れ,日本における研究やヨッセンスらの成績も紹介した。そして,イングランド・ウェールズでは胃癌と高血圧・脳卒中と食塩摂取との関連が認められなかったという研究もあるが,動物実験によれば,胃癌発生には高い浸透圧

の食塩液(hypertonic salt solution)に胃がさらされる程度に関係し，循環器疾患には全食塩消費量(total salt consumption)がより深く関わっていることを示唆した。また，塩の使用は主としてニトロソアミンの前駆物質を含む塩魚や肉製品の摂取を反映することから，胃癌はこれら前駆物質への曝露にも基本的に関わる可能性があると述べた[36]。

文　献

1) 瀬木三雄，藤咲暹，栗原登，平出光，菅沼達治，尾形嘉子：胃癌の疫学—殊に地理病理学的観察を中心として．最新医学，**14**(1)，11～21，1959．
2) 栗原登：胃癌の疫学．広島医学，**29**(4)，363～371，1976．
3) 平山雄：統計にみる胃癌の実態．臨床消化器病学，**6**(1)，3～7，1959．
4) 佐藤徳郎，福山富太郎，鈴木妙子：高濃度食塩含有食品による胃粘膜の損傷について．日本医事新報，**1835**，25～27，1959．
5) 佐藤徳郎：胃癌の成因とその周辺をめぐる問題．公衆衛生，**26**(1)，27～39，1962．
6) 佐藤徳郎：ロンドン便り．公衆衛生，**23**(11)，698，1959．
7) 上田市立博物館：郷土の人物 山際勝三郎．1980．
8) 杉村隆：癌の予防を考える．学術月報，**35**(4)，240～248，1982．
9) 杉村隆：今，がんの科学は？ 食品衛生研究，**33**(3)，205～224，1983．
10) 黒木登志夫：人はなぜガンになるのか．暮しの手帖，**25**，102～117，1990．
11) Sato, T., Fukuyama, T., Suzuki, T., Takayanagi, J., Murakami, T., Shiotsuki, N., Tanaka, R. and Tsuji, R.：Studies of the causation of gastric cancer. 2. The relation between gastric cancer mortality rate and salted food intake in several places in Japan. 公衆衛生院研究報告，**8**(4)，187～198，1959．
12) 佐藤徳郎，福山富太郎，鈴木妙子，高柳恂子，村上忠重，汐月信也，田中領三，都司領：胃癌死亡率と高濃度食塩含有食品の摂取状態との関係．綜合医学，**16**(11)，1087～1097，1959．
13) 佐藤徳郎，福山富太郎，鈴木妙子，高柳恂子，坂井義太郎：北部ヨーロッパの胃癌地帯における高濃度食塩含有食品の摂取状態．綜合医学，**17**(8)，619～622，1960．
14) 佐藤徳郎，福山富太郎，鈴木妙子，高柳恂子：中南部ヨーロッパの胃癌死亡率と高濃度食塩含有食品の摂取状態との関係．綜合医学，**17**(9)，699～702，

1960.

15) Hirayama, T. : A study of epidemiology of stomach cancer, with special reference to the effect of the diet factor. 公衆衛生院研究報告, **12**(2), 85 ～96, 1963.

16) Haenszel, W., Kurihara, M., Segi, M. and Lee, R. K. C. : Stomach cancer among Japanese in Hawaii. *J. National Cancer Institute.*, **49**, 969～988, 1972.

17) Pfeifer, C. J., Fodor, J. G. and Canning, E. : An epidemiologic analysis of mortality and gastric cancer in Newfoundland. *Can. Med. Assoc. J.*, **108**, 1374～1380, 1973.

18) 加美山茂利：胃癌死亡率の地域差に関する実験的研究. 日本衛生学雑誌, **43**(1), 82～97, 1988.

19) 広畑富雄：胃癌の患者・対照研究. 第21回日本医学会総会誌, 実践の医学(2), pp. 953～955, 1983.

20) 広畑富雄, 富田純史, 柴田　彰：疫学からみた栄養・食糧と癌. 栄養と食糧, **33**(1), 1～7, 1980.

21) Ohgaki, H., Kato, T., Morino, K., Matsukura, N., Sato, S., Takayama, S. and Sugimura, T. : Study of the promoting effect of sodium chloride on gastric carcinogenesis by N-methyl-N'-nitro-N-nitrosoguanidine in inbred wistar rats. *Gann*, **75**, 1053～1157, 1984.

22) 高橋道人：消化器発癌に対する食塩の影響. 癌の臨床, **32**(6), 667～673, 1986.

23) Tatematsu, M., Takahashi, M., Fukushima, S., Hananouchi, M. and Shirai, T. : Effects in rats of sodium chloride on experimental gastric cancers induced by N-methyl-N'-nitro-N-nitrosoguanidine or 4-nitroquinoline-1-oxide. *J. N. C. I.*, **55**(1), 101～106, 1975.

24) Takahashi, M., Kokubo, T., Furukawa, F., Kurokawa, Y., Takematsu, M. and Hayashi, Y. : Effect of high salt diet on rat gastric carcino-genesis induced by N-methyl-N'-nitro-N-nitrosoguanidine. *Gann,* **74**, 28～34, 1983.

25) 山村雄一：がん予防十二ヵ条. 適塾, **18**, 30～37, 1985.

26) 河内　卓：こうすれば癌にかからない. 毎日ライフ, No. 7, 28～40, 1981.

27) 河内　卓：全米科学アカデミーの"ガン予防六ヵ条". 日本医事新報, **3057**, 139, 1982.

28) 富永祐民：がん予防と食生活. 月刊健康4月号, 58～63, 1988.

29) 河内　卓：がんと食生活. 月刊健康1月号, 52～55, 1990.

30) 佐々木直亮：生活と高血圧. 日本衛生学雑誌, **20**(3), 237～253, 1965.

31) 科学技術庁資源調査会勧告第15号：食生活の体系的改善に資する食料流通

体系の近代化に関する勧告．1965．

32)　渡辺　昌：食習慣とがんについて．月刊健康 7 月号，54〜57，1990．

33)　富永祐民：がん死はどれだけ減らせるか．月刊健康 2 月号，59〜61，1991．

34)　Joossens, J. V. : Stroke, stomach cancer and salt. A possible clue to the prevention of hypertension./ Kesteloot, H. and Joossens, J. V., eds., : Epidemiology of arterial blood pressure. pp. 489〜508, Martinus Nijhoff Pub., The Hague, 1980.

35)　全米科学アカデミー/厚生省公衆衛生局栄養課監訳：食物，栄養とがんに関する特別委員会報告，がん予防と食生活．pp. 24〜25，日本栄養食品協会，東京，1988．

36)　Mirvish, S. S. : The etiology of gastric cancer. *J. N. C. I,* **71**(3), 629〜647, 1983.

21 食塩摂取に関する現在の考え方

　食塩と健康，特に循環器疾患に関わる食塩説については反対論もあったが，現在では肯定論が多い。それぞれが研究の結果を報告し，実際の食生活では食塩摂取について従来の「減塩」だけでなく，「低塩」[1]，や「適塩」[2]について述べられるようになった。

　日本でも「食塩」を主題に総説・講演・図書で述べているものが多いが，一般的なものを年代順に文献[3~41]で示した。

　アメリカでは，ケンプナーの高血圧に対する食事療法が発表になった後，それがなぜ高血圧に効果があるのかを追求したドール(L. K. Dahl)はその食事にナトリウムが少ないことに注目し，「食塩の摂取とニード」をまとめた[42]。また，食塩に敏感に反応して高血圧になる S(sensitive)，食塩を与えてもなかなか高血圧にならない抵抗のある R(resistant)系統のラットを作成することに成功し，それを用いた研究で多くの成果をあげた。ドールは死を目前にしてそれらの結果をまとめ，論文[43]を書いた。

　メネリー(G. R. Meneely)は，食物に自然に含まれる塩「the salt in the diet」と食物に付加する塩「the salt added to the diet」を区別すべきだとし，慢性食塩中毒の動物実験を行い，食塩摂取量に比例してラットが高血圧になると報告した。更に，食塩を投与してもカリウムを与えると動物の寿命が延びるという慢性食塩中毒に対するカリウムの保護作用など，食塩とカリウムについての総説を書き[44]，ハムレットのように「To Salt or Not to Salt, That is the Question」と述べた[45]。

　ドールもメネリーも，研究を通じて出会った友人[46,47]だったが，先立たれてしまった。

　その他，最近の食塩と高血圧に関する欧米の総説的な論文を文献[48~55]に示した。

　特に小児の食塩摂取の問題については，ドールが実験を行っている。彼は，食塩含有量が日本の東北地方の食事並みに高い市販小児用食品を彼の作成したS系ラットに与えたところ，対照群と違って高血圧状態になった[56]とし，ベビーフードの塩分について警告[57]した。以来，小児科領域で食塩摂取についての関心が高まり，多くの研究報告が出た[58,59]。そしてアメリカ小児科学会会議栄養委員会からは食塩摂取を減らすよう勧告が出された[60]。

　しかし人間の場合，離乳期以後は個々によって食塩摂取が極めて異なる状況になるので，将来の血圧にどう影響するかは問題であり，現在も研究が展開されている。

　すなわち，生後4カ月の新生児や乳児ではナトリウム摂取の影響を血圧に認められなかった[61]。また新生児を生後4カ月間，二重盲検法によって普通食と低食塩食で血圧を調査したところ，低食塩食のほうが平均2.1 mmHg低く，食塩は血圧水準に根本から関わることを裏付ける結果[62]が出た。

　また，ラットでなく人間に極めて近い霊長類の実験動物に高食塩食を与えると，1年で高血圧になり，出生後早期に与えたほうが影響が大きく[63]，クモザルにショ糖と食塩を与えて高血圧にした報告も出た[64]。

　人間に食塩を与えたときの観察報告がほとんどないとして，マレイ(R. H. Murray)らは，8人平均32歳の男子に高食塩食を与えて血圧などの変化を観察し，報告した[65]。ナトリウムとして10 mEq で7日，食塩を加えて300 mEq にして3日，更にスープを与えて800 mEq にして6日，後の3日には静脈注射して1,500 mEq にした。すなわち，食塩約0.6，18，47，88 g相当を与える実験であった。この期間中，体重，血圧，カリウム排泄，クレアチニンクリアランスの増加や上昇，一方，血清レニン活性と血清アルドステロン濃度低下などの変化を認めた。これらの結果は，腎臓からの塩分排泄によ

って血圧が調節されており，食塩が高血圧の下地になる考えを支持するものだと述べた。

こうした食塩と循環器疾患との関連を示す多くの実験的・臨床医学的・疫学的研究が報告される中で，これを実際の栄養指導に生かそうという行政的な動きが国際レベルで起こった。

このように，国とか公の機関が食塩摂取を減らす勧告や指導を行うことに対し，色々の立場から反対意見を述べる人がいることは前にも触れたが，食塩摂取について現状ではどのように考えられているのか概略する。

日本における食塩所要量については，昭和21年，内閣に設けられた国民食糧及び栄養対策審議会が無機質及びビタミンに関して初めて基準を定めた。会が食塩について，摂取所要量として日本人1人1日当たり15gを妥当な値と定めて以来，種々のいきさつを経て，現在の食塩適正摂取量10g以下が設定された[1]。

平成元年，日本人の栄養所要量第4次改定に際しても，前回決定の数値を踏襲した。

改定の折々に，それを決めた理由または根拠について文献をあげた上，解説している。

昭和60年，厚生省では健康増進と成人病予防のために望ましい食生活の在り方を「健康づくりのための食生活指針」として示したが，その中で食塩については「食塩をとりすぎないよう，食塩は1日10g以下を目標に，調理の工夫で無理なく減塩」とした。

また平成2年「健康づくりのための食生活指針（対象特性別）」を示したとき，食塩については「減塩で高血圧と胃がん予防，塩からい食品を避け，食塩摂取は1日10グラム以下，調理の工夫で無理なく減塩」とし，幼児期は「うす味と和風料理に慣れさせよう」，女性（母性を含む）は「次の世代に賢い食習慣を，うす味のおいしさを，愛児の舌にすり込もう」とした。

　このような減塩指導が現場でどう受け止められているか実態調査が行われた[66]。全国の保健所における減塩指導実施率は 96.6% だったが，厚生省の目標値を指導者の 87.4% は「10 g 以下」，6.3% は「10 g」，5.7% は「10 g 程度」と理解しているなど，指導のあいまいさが明らかになった。

　更に，地域における減塩指導の経験から「実際に 10 g 以下という目標の示し方では目標達成は難しく，目標値を 5 g くらいと改正したらどうか」という意見が述べられた[67]。

　1976 年，ヨーロッパ諸国の栄養所要量として，西ドイツだけは 1 日 1 人当たりの推奨栄養摂取量としてナトリウムを設定し，成人 2〜3 g，乳児 0.1〜0.3 g，小児 1〜2 g，妊婦・授乳婦 2〜3 g とした[68,69]。

　イギリスにおける循環器疾患予防のための栄養摂取に関する指針では，前にも述べたように「現状(7〜10 g)より増やさないように」している[70]。

　ヨーロッパ諸国の一般向けの食生活指針[71]について，食塩に関わる項目を拾ってみると次のようである。

　ノルウェーでは「毎日の食事」10 の心得には「じゃがいも・野菜・果物をもっと食べましょう」「喉の渇いたときには水は非常に良い飲料です」がある。

　イギリスにおける一般住民への勧告では「塩分摂取を今以上に増やさず，塩分を減らす方法と手段に対して考慮が払われるべきである」，また「食事と心臓病」では「塩分水準を下げる」となっている。

　西ドイツの「理想的な食事のための 10 のルール」では「塩は控えめに」となっている。

　このように，食塩摂取については必ずしもすべての国の指針が取り上げてはいないことが分かる[71]。

　1977 年，アメリカにおいて栄養と人間ニーズに関する栄養特別委員会は「アメリカの食事目標」の報告書を出すが，この中で食塩に関しては「食塩

の摂取を1日約5gに減らすことによりナトリウムの摂取を制限すること」
とした。この報告による個人のための「食事指針」では「栄養とあなたの健
康―アメリカ人のための食事指針」として「ナトリウムのとり過ぎは避けま
しょう」となった。

　改訂第2版では「1日約5gまで食塩の摂取量を制限すること」「食塩及
び食塩を多く含む食物の使用を減ずること」「アメリカ人のナトリウムの主
な給源は食塩であり，アメリカでは1人1日当たり6〜18gの食塩をとって
いる。人間のナトリウムの必要量は多分平均1/4gと考えられる」「ナトリ
ウムはたいていの食物に含まれ，食塩は多くの加工食品に加えられているた
め，調理や食卓上に食塩を使用しなくても必要量は補うことができる。食塩
の要求は生理的必要性でなく，味覚上からにすぎない。運動・高温・発熱に
よる発汗は食塩の損失を来す」「発汗のために4l以上の水を飲めば食塩の補
給が必要となる。余分の水1l当たり2gの食塩が必要であるとも，また高
温下の重労働は1日7gの余分の塩が必要だとも言われているが，条件によ
り異なり，慣れた人は少なくてもよい」などであった[72]。

　1989年，アメリカの栄養所要量(RDA：Recommended　Dietary　Allow-
ances)の第10次改訂では，ナトリウムについて，「安全で適切な範囲の摂
取量(ESADDI)」から「最低限必要な摂取量(EMR)」に分類が改められ，
成人のナトリウムのEMRは活動や気候条件の違いを多めに見込んで500
mgとした。これは前回のESADDIである1,100〜3,300mgから著しく低
い値になったが，ほとんどの成人において積極的に汗をかかなければ1日わ
ずか115mgで十分としたためである[73]。

　世界保健機関(WHO)からは，専門家による委員会報告書が出ている。最
近，食塩摂取について書かれたのは次のようである。

　冠動脈性心疾患の予防(1982年)[74]では「好ましいものは…低ナトリウム
…」「食塩摂取は毎日5g以下にすべきであり…」となっている。

　高血圧の1次予防(1983年)[75]では「特に食塩摂取の多い集団や，あるいは高血圧の頻度が高いことが知られている集団では，乳児食及び通常食のナトリウム量を食塩にして1日当たり5gまで下げておくのが，今のところ無難であると考えられる」

　小児における血圧研究(1985年)[76]では「血圧と食事因子，例えばナトリウム・カリウム・カルシウムなど，との関連についてはもっと広範な研究が必要である」

　地域における循環器疾患の対策(1986年)[77]では「…食塩1日摂取量を平均5g以下に抑えること，これらは高血圧の発生を減少させるという目標と最も関連が深い…」

　老年者における循環器疾患の予防(1987年)[78]では「適切な食事…食塩摂取は恐らく1日5gまでが適当と思われ，塩のかかったスナック菓子や塩漬の魚や肉はなるべく避ける」となっている。

　小児期からの循環器病予防(1988年)[79]では「主要な動脈硬化性病変の初期段階のものが青少年期に既にみられるという事実によって」結論付けられたとして，「幼年期から始まる最近の"生活の乱れ"(disturbances of human culture)が，動脈硬化性疾患の流行に関係している。その乱れというのは，贅沢な食生活，喫煙，座りがちのライフスタイル」「食生活の変化として，…食塩及びその他の高ナトリウム含有食品がある」としている。

　臨床家に向けた高血圧診療の手引きを日本医師会がまとめ，非薬物療法として食塩摂取制限に触れている[80]。

　「食塩の過剰摂取は高血圧，ひいては脳卒中を多発させる。食塩を過剰摂取すると降圧薬の効果も薄められる。一般に，ナトリウム70〜100 mEq(食塩4〜6g)/日の中程度の摂取制限のみで降圧を来す。食塩摂取制限の効果は，患者によって反応が異なるために予測することは難しいが，それよりも国民全体で欧米並みにもっと食塩摂取量を減らすべきである」とし，具体的

に実施するための工夫を述べている。

　1988年，高血圧の発見・検査・治療に関するアメリカ合同委員会の報告書[81]では，高血圧の治療方針における非薬物的治療法の中で，体重減少，アルコール制限の次に食塩の問題を位置付け，ナトリウム制限に触れている。

　「食塩を多く摂取することは，ある高血圧患者の高血圧を持続し，また高血圧治療薬の有効性を制限するという危険な役をしている。更に，軽度あるいは中程度の血圧上昇がある患者も，中程度の，1日70～100 mEq のナトリウム，すなわち1.5～2.5 g のナトリウム，あるいは4～6 g の食塩制限で，血圧をコントールできる可能性がある。食塩制限によって効果をもたらすかもしれない患者を見分けることは容易でない。個人の患者について，食塩制限の効果を予測することはできないにしても，この程度の食塩は何ら不利な結果を来さない」

　更に1989年，WHO と国際高血圧学会合同委員会が出した軽症高血圧管理のガイドライン[82]では，非薬物的試みとして肥満者の体重減少・過度のアルコール摂取禁止・座業者の規則的な運動の次に，或る患者ではナトリウム制限が有効だとしている。そして，どんな薬物療法を始める前にも非薬物療法による血圧低下の努力が優先されるべきだが，これら努力の有効性が出るのに数カ月かかることに注意しなければならない。薬物療法の開始を決めたとしても，非薬物療法のプログラムは治療全体の中で基本的に大事なことに変わりはない。

　これが，食生活・医療での食塩摂取に関する現在の考え方である。

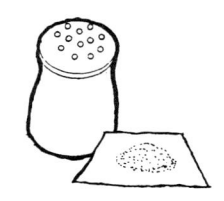

文　献

1) 佐々木直亮，菊地亮也：食塩と栄養．第一出版，東京，1980．

2) 木村修一，足立已幸編：「食塩」減塩から適塩へ．女子栄養大学出版部，東京，1981．

3) 森本武利，西川弘恭：塩と健康―塩の生理作用と所要量．臨床栄養，**49**(5)，525～532，1976．

4) 木村修一：塩とからだ．食の科学，No.39，62～70，1977．

5) 平田清文：食塩過剰．診断と治療，**65**(10)，1862～1866，1977．

6) 猿田幸男，吉川隆一：食塩過剰．臨床医，**4**(3)，338，1978．

7) 平田清文：日本人の食塩摂取の現状と問題点．毎日ライフ11月号，68～73，1979．

8) 橋本玄之，八木　繁：ナトリウム．臨床医，**5**(10)，1492，1979．

9) 阿部圭志：本態性高血圧症．日本臨牀，**37**(2)，333～339，1979．

10) 石井當信，平田恭信：高血圧と Na 代謝．最新医学，**34**(11)，2367～2372，1979．

11) 簱野脩一/村上元孝監修：最新臨床シリーズ・高血圧，食塩と高血圧．pp.1～12，協和企画通信，東京，1979．

12) 岩尾裕之：塩と健康．食品衛生研究，**30**(1)，15～23，1980．

13) 伊藤敬一，池田正男：高血圧と食塩．日本臨牀，**38**(9)，3112～3119，1980．

14) 竹下　彰：食塩．*medicina,* **17**(11)，1662～1663，1980．

15) 川崎晃一：食塩と高血圧．*Current Concepts in Hypertension,* **1**(3)，14～18，1980．

16) 水野嘉子：高血圧．現代医学，**28**(1)，65～71，1980．

17) 川崎晃一：減塩食により高血圧を予防できるか？　医学のあゆみ，**116**(8)，681～682，1981．

18) 藤田敏郎：食塩依存性本態性高血圧症の原因．日内会誌，**70**(12)，1660～1661，1981．

19) 加藤暎一：食塩と高血圧．からだの科学，**102**，45～51，1981．

20) 国府達郎，村上英紀，日和田邦男：高血圧．臨床成人病，**11**(5)，663～666，1981．

21) 満代　隆，田淵義勝，矢野敦雄，小沢秀樹，池田正男：食塩―食塩と高血圧について．内科，**48**(5)，749～752，1981．

22) 輪田順一，上田一雄：食塩摂取．綜合臨床，**30**(7)，1905～1911，1981．

23) 五島雄一郎：食塩と高血圧．日本臨床栄養学雑誌，**4**(1)，12～22，1982．

24) 竹下　彰：高血圧の発症と食塩．*Current Concepts in Hypertension,* **3**(3)，

8～11, 1982.

25) 尾前照雄：食塩と高血圧. *CLINICIAN*，No. 310，43～45，1982.

26) 後藤淳郎，池田寿雄：食塩と高血圧―中枢神経系の役割. 医学のあゆみ，**122**(13)，1117～1126，1982.

27) 池田正男：食塩と高血圧症. 高血圧，**4**(2)，99～111，1982.

28) 大月邦夫：疫学的見地からみた塩. 臨床栄養，**60**(7)，737～744，1982.

29) 阿部　功，川崎晃一：塩と疾病. 臨床栄養，**60**(7)，745～750，1982.

30) 吉永　馨：高血圧の成因に対する最近の考え方. 日本医師会誌，**90**(7)，付録，1983.

31) 木村修一：食塩摂取をめぐって. 食料・栄養・健康 1984 年版，医歯薬出版，東京，1984.

32) 家森幸男：ナトリウムと本態性高血圧. 循環器科，**15**(4)，435～438，1984.

33) 簑野脩一：血圧と塩をめぐって. 日循協講演集，**12**，19～44，1984.

34) 上園慶子，川崎晃一：ナトリウム. 肺と心，**31**(2)，76～83，1984.

35) 瀧下修一，尾前照雄：食塩と本態性高血圧. 臨床科学，**20**(2)，161～170，1984.

36) 伊藤敬一，池田正男：血圧に対する食物の影響. 医学のあゆみ，**128**(3)，143～149，1984.

37) 藤田敏郎：食塩と高血圧. ライフサイエンス，東京，1984.

38) 伊東貞三：高血圧の成因. 医学出版社，東京，1985.

39) 小町喜男：みんなで防ぐ循環器病―これからの栄養と生活指導. 保健同人社，東京，1985.

40) 上島弘嗣，小澤秀樹：減塩療法は疫学的に評価されたか. 綜合臨床，**36**(1)，97～102，1987.

41) 川崎晃一：高血圧の減塩療法. 臨床栄養，**77**(6)，726～734，1990.

42) Dahl, L. K. : Salt intake and salt need. *New England J. Med*., **258**, 1152～1157, 1205～1208, 1958.

43) Dahl, L. K. : Salt intake and hypertension./Genest, J., Koiw, E. and Kuchel, O., eds. : Hypertension. pp. 548～589, McGraw-Hill, New York, 1977.

44) Meneely, G. R. and Battarbee, H. D. : Sodium and potassium. *Nutrition Reviews*, **34**, 225～235, 1976.

45) Meneely, G. R. : To Salt or Not to Salt, That Is the Question : A Discussion with Digressions./Fregly, M. J. and Kare, M. R., eds. : The Role of Salt in Cardio-vascular Hypertension. pp. 175～187, Academic Press, New York, 1982.

46) 佐々木直亮：衛生の旅―随想　Dr. Dahl とのであい. 公衆衛生，**31**(4)，226

〜227, 1967.

47)　佐々木直亮：衛生の旅—随想 Dr. Meneely とマンモスとタイガーと. 公衆衛生, **31**(4), 228〜229, 1967.

48)　Freis, E. D. : Salt and Hypertension./Yamori, Y., *et al*. eds. : Prophlactic Approach to Hypertensive Diseases. pp. 539〜543, Raven Press, New York, 1979.

49)　Tobian, L. : The relationship of salt to hypertension. *Amer. J. Clinical Nutrition,* **32**, 2739〜2748, 1979.

50)　Page, L. B. : Can hypertension be prevented? *J. Cardiovascular Med.,* **7**, 753〜761, 1982.

51)　Langford, H. G. : Sodium, potassium and arterial pressure in human beings./Iwai, J., ed. : Salt and Hypertension : Proceedings of the Lewis K. Dahl Symposium 1981. pp. 57〜65, IGAKU-SHOIN, Tokyo, 1982.

52)　Morgan, T. and Myers, J. : Hypertension. *Current Concept in Hypertension.* **4**(1), 20〜22, 1983.

53)　Stamler, R., Stamler, J., Grimm, R., Dyer, A., Gosch, F. C., Berman, R., Elmer, P., Fishman, J., Heel, N. V., Civinelli, J. and Hoeksema, R. : Nonpharmacological Control of Hypertension. *Preventive Medicine,* **14**, 336〜345, 1985.

54)　MacGregor, G. A. : Sodium and blood pressure. 高血圧, **7**(2), 111〜116, 1985.

55)　Simpson, F. O. : Blood pressure and sodium intake./Bulpitt, C. J., ed. : Handbook of Hypertension, Vol. 6 Epidemiology of Hyperertension, pp. 175 〜190, Elsevier Science, Amsterdam, 1985.

56)　Dahl, L. K., Heine, M. and Tassinari, L. : High salt content of western infant's diet ; Possible relationship to hypertension in the adult. *Nature,* **198**, 1204〜1205, 1963.

57)　Dahl, L. K. : Salt in processed baby foods. *Amer. J. Clinical Nutrition,* **21** (8), 787〜792, 1968.

58)　Eiler, L. J. : Salt in infant foods. *Nutrition Reviews,* **29**(2), 27〜30, 1971.

59)　Lieberman, E. : Essential hypertension in children and youth : A pediatric perspective. *J. Pediatrics,* **85**(1), 1〜11, 1974.

60)　American Academy of Pediatrics. Committee of Nutrition : Salt intake and eating patterns of infants and children in relation to blood pressure. *Pediatrics,* **53**(1), 115〜121, 1974.

61)　Uhari, M. and Timonen, E. : Dietary salt and blood pressure during the first four months of life./Giovannelli, G., *et al*. eds. : Hypertension in Chil-

136

dren and Adolescents. Raven Press, New York, 1981.

62) Hofman, A., Hazebroek, A. and Valkenburg, H. A. : A randomized trial of sodium intake and blood pressure in newborn infants. *JAMA*, **250**(3), 370~373, 1983.

63) Cherchovich, G. M., Capek, K., Jefremova, Z., Pohlova, I. and Jelinek, J. : High salt intake and blood pressure in lower primates(Papio hamadryas). *J. Applied Phsiology*, **40**(4), 601~604, 1976.

64) Srinivasan, S. R., Berenson, G. S., Radhakrishnamurthy, B., Dalferes, Jr. E. R., Underwood, D. and Foster, T. A. : Effects of dietary sodium and sucrose on the induction of hypertension in spider monkeys. *Amer. J. Clinical Nutrition*, **33**, 561~569, 1980.

65) Murray, R. H., Luft, F. C., Bloch, R. and Weyman, A. E. : Blood pressure responses to extremes of sodium intake in normal man. *Proc. Soc. Exp. Bio. Med.*, **159**, 432~436, 1978.

66) 竹森幸一：全国の保健所保健婦・栄養士の減塩指導の現状と問題点．日本公衆衛生雑誌，**38**(6)，438~445，1991．

67) 竹森幸一：日本人の食塩摂取量目標値を1日当り5g位と改正したらどうか―地域における減塩指導の経験から．日循協誌，**26**(1)，10，1991．

68) Second European Nutrition Conference : Tables of Recommended Nutrient Intakes in Different European Countries. *Nutr. Metab.*, **21**, 251~279, 1976.

69) ヨーロッパ諸国の栄養所要量(その1)．栄養学雑誌，**35**(5)，263~269，1977．

70) 鏡森定信，中川秀昭：英国における循環器疾患予防のための栄養摂取に関する指針の変遷―1974年と1984年の指針の比較検討．公衆衛生，**49**(11)，773~779，1985．

71) 豊川裕之：「食生活指針」の比較検討―栄養素から献立へ．人間選書115，農山漁村文化協会，東京，1987．

72) 米国の食事改善目標の紹介(第2版)(抄)．栄養学雑誌，**37**(4)，209~216，1979．

73) 第10次改訂米国人の栄養所要量(RDA)．*HEALTH DIGEST*，**5**(4)，1~4，1990．

74) 曲直部壽夫監訳：冠動脈性心疾患の予防(Prevention of coronary heart disease)，WHO Technical Report Series, 678(1982), pp. 19~24，日本公衆衛生協会，東京，1984．

75) 家森幸男監訳：高血圧の一次予防(Primary prevention of essential hypertension)，Report of a WHO Scientific Group(1982), p. 22，診療新社，大阪，1983．

76)　WHO : Blood pressure studies in children, WHO Technical Report Series, 715,　p. 30,　1985.

77)　澤井廣量監訳：地域における循環器疾患の対策 (Community prevention and control of cardiovasular diseases), WHO Technical Report Series, 732, 1986),　p. 17,　日本公衆衛生協会,　東京,　1988.

78)　木原正博，家森幸男訳：老年者における循環器疾患の予防 (WHO, 1987), p. 22,　診療新社,　大阪,　1988.

79)　鏡森定信監訳：小児期からの循環器病予防 (Prevention in childhood and youth of adult cardiovascular diseases : time for action), WHO Technical Report Series 792, (1990),　pp. 13～14,　日本公衆衛生協会,　東京,　1991.

80)　厚生省，日本医師会編：高血圧　診療のてびき. pp. 17～19,　日本医事新報社,　東京,　1990.

81)　The 1988 Report of Joint National Committe on Detection, Evaluation, and Treatment of High Blood Pressure. *Arch. Intern. Med.,* **148**(5),　1023～1038, 1988.

82)　1989 Guidelines for the management of mild hypertension ; memorandum from a WHO/ISH Meeting. *J. Hypertension,* **7**(8),　689～693,　1989.

あとがき

　弘前大学医学部へと研究生活が移った昭和 29 (1954) 年当時は，問題になりつつあった「脳溢血」の予防について全く考えられておらず，また，たぶんその根底にあるであろう「高血圧」の成因についても種々論議されている時代であった。

　我々は東北地方住民の脳血管疾患の予防を目標に，「疫学的」研究を開始し，地域の人々について血圧を測定した結果に基づき人間の血圧をどのように考えたら良いかの「血圧論」を展開した。

　また，脳血管疾患とその根底にあると考えられる高血圧状態は，個人が本来もっている素質と生活諸条件に関連がある。その要因として食塩多量摂取が疾病発生の引き金になり，りんご摂取にはその予防的意義があるという成果を得たので，脳血管疾患あるいは高血圧予防の可能性があると報告した。

　その研究のいきさつや結果については「りんごと健康」の中で詳しく述べた。

　この「食塩と健康」では，長い間問題とされている「食塩」について，地球上に住む人々がどうして塩と関わりをもつようになったか，食生活に取り入れた食塩と健康との関わりはどう考えられてきたか，現在，食塩摂取についてはどのように考えられているかを述べてみた。

　我々が研究を始めてぶつかった「壁」は，「食塩は人々にとって必要なもので，日本人が一般に毎日 10 g 以上摂取していることは生活に合った合理的なものである」という思想，またその理論付けとして今から約 120 年も前の「塩を食物に付け加えることが必要かどうか検討した」一学者の見解を，多くの日本の学者が引用し教育の中に展開したことだった。

　ところが，既に数千年前の中国の記録「黄帝内経」の中に「塩を食べ過ぎては健康に害があること」と書かれていた。更に科学的学問が積み重ねられて，塩は塩化ナトリウムの形で我々人間の内部環境としての体液の重要成分であることが分かり，重要成分ではあってもほとんど入手できなかったナトリウムを体内に保持するための機構が人間に備わっているらしいことも判明した。

　しかし，昔は極めて貴重品であっただろう塩も，我々が容易に多量に入手できるようになると，特性としての「防腐作用」によって食物の保存に役立つことにもなり，「味」は人間の好みになってきた。更に，食物に付加する食塩は合理的であるという学説が，食塩摂取による疾病発生に，人々の目をつぶらせる結果になったのではないか。

　血圧を測定するようになると高血圧が認識され，欧米では循環器疾患のうち心臓疾患と，日本では脳血管疾患との関連が考えられるようになった。

　日本の，とりわけ東北地方住民には若い人にも脳血管疾患が多発し，高血圧状態にあること，また国際的にみてもあまりに多量の食塩を摂取していることを示した資料は，改めて食塩多量摂取の疾病論的意義を考えさせた。

　一方，数千年来食塩のない文化の中で元気に生活している人々には高血圧がないとか，塩類のバランスがうまく取れているという科学的実態調査結果が明らかにされた。

　更にまた，悪性新生物の1つ，胃癌の成因にも食塩が関与しているのではないかという科学的証拠が明らかになってきた。

　ここに改めて，食塩と健康とのつながりについて考え直す時代が来たと思うのだが，いかがであろうか。

＜著者紹介＞

佐々木直亮

りんご健康科学研究所長
弘前大学名誉教授・東北女子大学教授　医学博士

日本衛生学会名誉会員・日本民族衛生学会名誉会員・日本循環器管理研究協議会
名誉会員・日本脳卒中学会名誉会員・日本高血圧学会特別会員

1921 年	東京に生まれる
1943 年	慶応義塾大学医学部卒業
1956 年	弘前大学教授（医学部衛生学講座担当）
1986 年	定年退官・弘前大学名誉教授
1986 年	東北女子大学教授（健康科学）現在に至る

1974 年	毎日学術奨励賞	日本における高血圧の疫学的研究
1981 年	青森県褒賞	衛生学による優れた成果
1983 年	木村甚弥りんご顕彰会賞	りんごによる高血圧予防効果の実証
1986 年	保健文化賞（厚生大臣賞）	脳卒中・高血圧予防についての疫学研究と地域住民の保健活動の推進に貢献

著書：食塩と栄養（第一出版），りんごと健康（第一出版），他.

本書の内容は初版発行(1992年2月20日)当時のものであり、執筆者が当時伝えたかったことを忠実に残すため、手を加えておりません。そのため、記載内容に最新ではない情報が入っている可能性があることをご容赦くださいますようお願い申し上げます。

復刻　食塩と健康

令和7(2025)年1月7日　　　初版第1刷発行

著者　　　　佐々木直亮
発行者　　　井上　由香
発行所　　　第一出版株式会社
　　　　　　〒105-0004
　　　　　　東京都港区新橋5-13-5　新橋MCVビル7階
　　　　　　電話 (03)5473-3100
　　　　　　FAX (03)5473-3166
印刷・製本　大日本法令印刷株式会社

ISBN978-4-8041-1493-4 C1077　　　Print in Japan
Ⓒ2025

https://daiichi-shuppan.co.jp
上記の弊社ホームページにアクセスしてください。

＊訂正・正誤等の追加情報をご覧いただけます。　＊書籍の内容，お気づきの点，出版案内等に関するお問い合わせは「ご意見・お問い合わせ」専用フォームよりご送信ください。　＊書籍のご注文も承ります。　＊書籍のデザイン，価格等は，予告なく変更される場合がございます。ご了承ください。